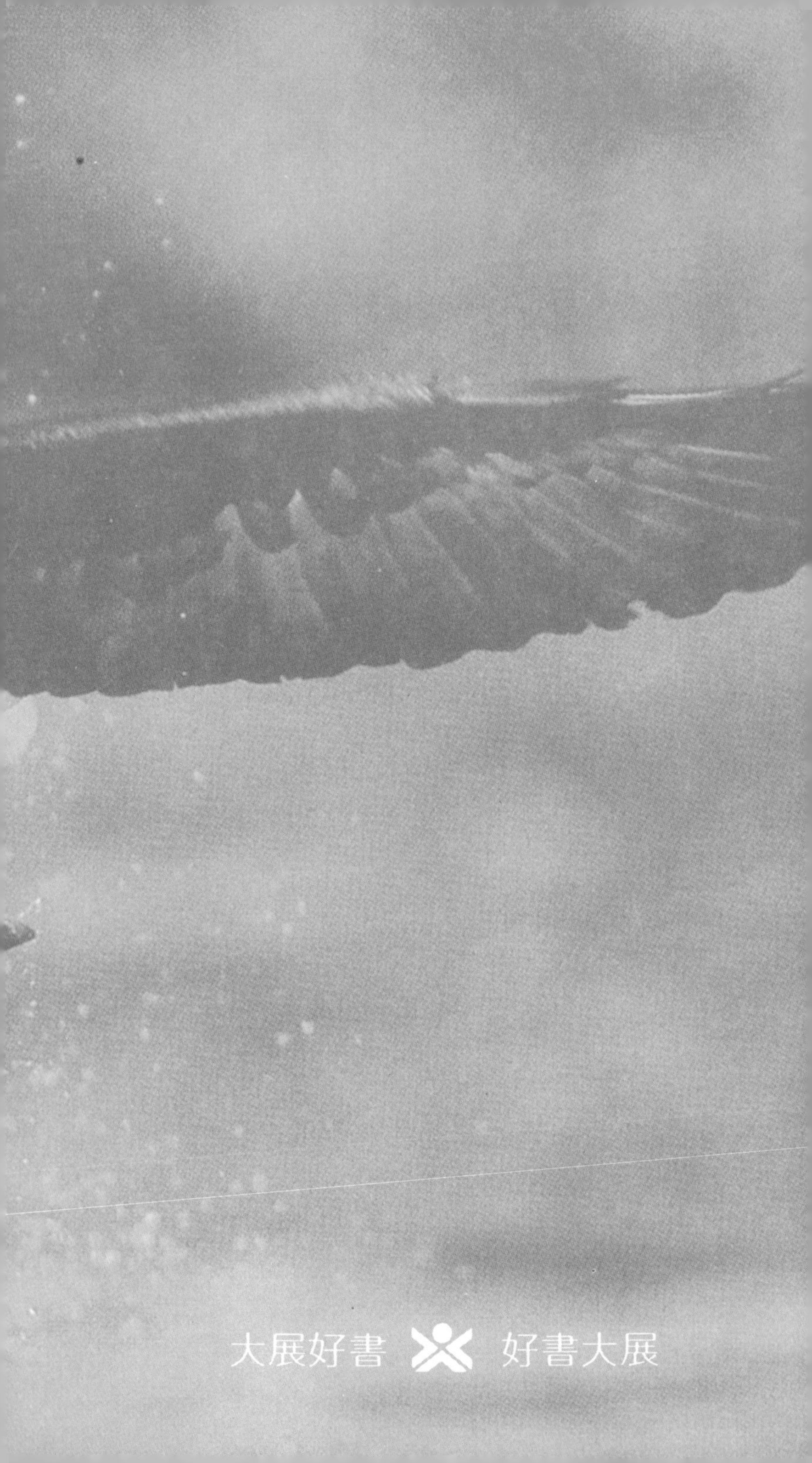

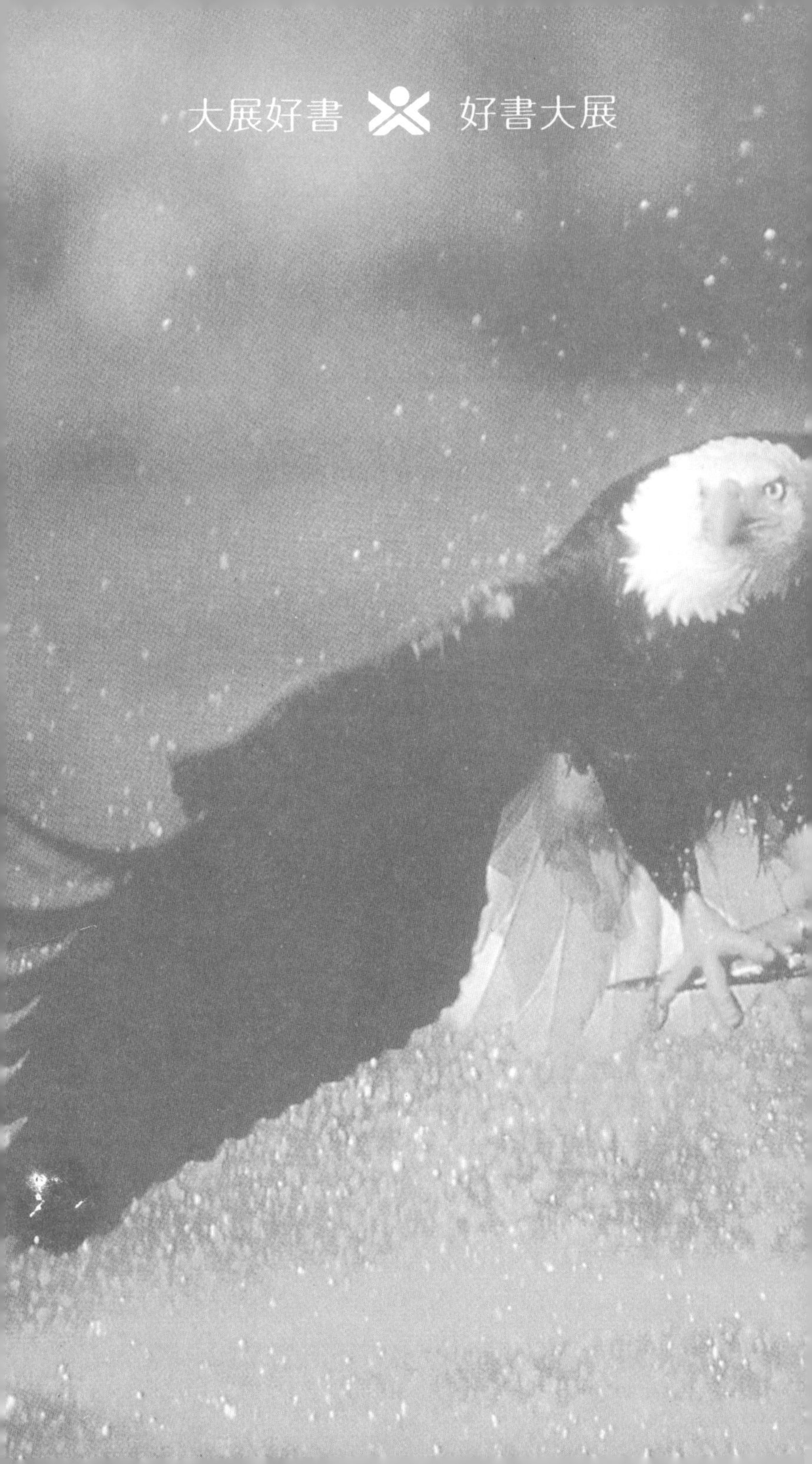
大展好書 好書大展

穀菜食治癌療法

佐藤成志／著
李玉瓊／譯

54
健康天地

序　文

目前我們所居住的地球，因大氣污染、水質污染、土壤污染或胡亂開發，使整個地球各個層面原有的豐富自然性開始毀壞。

例如，地球溫暖化、酸性雨、貴重動植物的滅種、畸型、遺傳子損害等，幾乎不勝枚舉。

自然性的毀壞當然也會影響到我們人體，慢性病中首屈一指的癌症，及其他病症的頻發，和地球所受損害的各種問題一定有所關係。

處於現今飽食時代，我們幾乎吃什麼就會致癌，或吃什麼　就得糖尿病。而高蛋白、高卡路里所養育的兒童們，事實上也因過敏性體質、視力減弱、齒列不正、幼年性糖尿病、小兒癌等煩惱不已。

由此可見，「食物與疾病」「食物與健康」之間有極密切的關係。

換言之，各種疾病根治的關鍵，幾乎可說是由每天所攝取的「食物」掌握。

人體內「可以使自然性復甦的食物」、「提高自然治癒力的食物」才是今後因應癌症治療的支柱。「食物」才是製造我們的「身體＝體質」。

以癌症為首的各種慢性病，是因體質惡化而引起，若要給予治療，除了改善體質，強化自然治癒力外別無他法。

本書並非介紹抗癌劑或放射線、手術等對症療法，而是根據「食物」，以自然醫學的理論，解釋癌症的預防與治療的因應對策。

執筆本書之際，承蒙負責料理部門的高畑料理教室（北九州市折尾）的高畑康子女士的鼎力相助，在此特予致謝，同時，也由衷地對筆者的恩師、國際自然醫學會會長、御茶水醫療院院長、醫學博士森下敬一先生致與最崇高的敬意。

佐藤成志

目　錄

②為什麼現在有這麼多人死於癌症

④這種飲食生活

可治癒癌症、不會致癌

5 解開癌症的組織體系

⑥自家即可調理的治癌藥草茶及護理法

1 特別注意！會造成癌症的食物

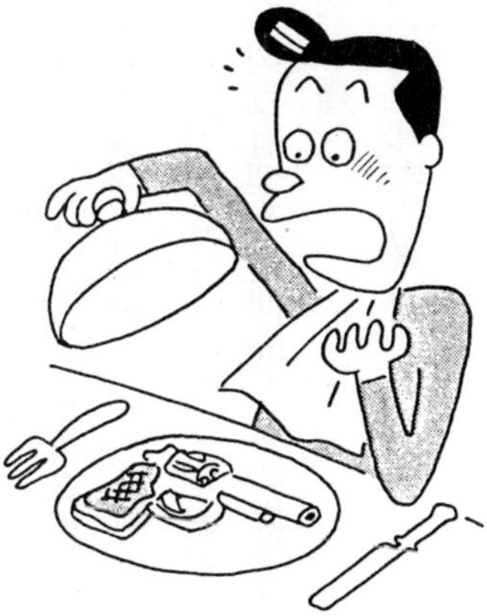

過食「肉」「蛋」「牛奶」「生魚片」會致癌

肉食會使血液污染而易致癌

很抱歉，在開頭第一章即有危言聳聽之舉，但事實上各位每天喜孜孜地進食的肉類，如漢堡或炸豬排、炸雞塊、烤肉、牛排等，其實都是充滿著危險性的食物。

在現今美食的時代，肉類幾乎是食品享受的主角。「各種食物中，還是肉類最好吃！」「肉類是體力來源，要儘量多吃！」世間有許多如此對肉食有深厚信仰的人。如果讓這些人見肉生畏，等於是剝奪其飲食的樂趣，筆者本身也感到心痛。

但是，希望各位把它當做是一種警訊，慢慢地聽我細說其中的緣由。

肉食何以會造成危險？

第一，因為它進入體內後容易腐壞。「腐壞」中的「腐」一字，正表示了肉類在腑（胃或腸）中腐敗的事實。

各位是否知道，人體內的溫度最適合肉類腐壞？而且，東方人的腸比歐美人較長，因此，食物會長期殘存於體內。這個身體結構反而促成腐壞的形成。

自古以來，據說肉食動物的腸較短，而草食動物的腸較長。譬如，獅子的腸極短。如果獅子的腸是長的話？也許會因肉食的毒害而死亡吧。

一般而言，肉品的確美味可口。同時，含有豐富的良質蛋白質，也是體力的根源。但是，從沒有人看過肉品進入體內後會產生何種變化。由於人體的結構極爲複雜且精妙，其化學變化的實態，以目前的醫學能力尚無法完全的闡明。

不過，已然清楚的是肉品腐壞的產物，如碳氫基胺、阿摩尼亞、硫化水素、苯駢比喀等，很容易在腸內發生。這些腐壞產物由腸壁吸收而進入血管內，造成血液污染，使體內各器官產生異變，不久而成爲致癌的原因。

動物性脂肪與癌的關係

肉食是危險的第二個原因是，很容易多量攝取膽固醇。膽固醇容易殘存於攝取過量動物性脂肪者的體內，如果持續攝取加熱後的動物性脂肪，膽固醇會變化而成「蒽系物質」。這才是典型的致癌物質。目前已有研究報告發表證實，持續攝取加熱在攝氏二〇〇度以上的動物性脂肪，容易易致癌。

因此，平時常食奶油或豬油等高溫加熱食物者要特別注意。而一般的肉類也是一樣。有些人以爲「瘦肉的脂肪較少，應不會造成膽固醇攝取過多」，其實並不然。瘦肉也含有豐富的脂肪。

各位是否知道，近年來染患大腸癌者激增？

以日本爲例，著名的治癌專家，也是御茶水醫療院長森下敬一博士及埼玉縣所澤保健所長河內卓先生，分析其中的原因是：「日本人的飲食習慣已漸趨洋化。」漢堡、炸雞塊、炸薯條、添加許多調味料的沙拉類、多量使用奶油或豬油的燉菜肉等，都含有多量性的動物性脂肪。

而一般的說法是：「每天進食這類食物，因油脂過多使得殘存腸內的時間拉長，分泌增多的膽汁酸，刺激腸黏膜而促成癌症的發生。」

事實上，從食物所攝取的所有脂肪中，如果過量攝取含有多量飽和脂肪酸的動物性脂肪，早在醫學報告中已發表此情況會提高大腸癌的發生率。

從這個角度來看，動物性脂肪與癌之間的關係密不可分，已是不可否認的事實。

發色劑（亞硝酸鹽）和發癌物質（亞硝基胺Nitrosoamine）

接著來說明肉食是危險的第三個原因。

在現代社會中已有各種的聲音論及食品添加物的危害，但卻未觸及肉食也是加害者之一。出現在市場上而進入我們口腹的牛肉、豬肉，外觀看起來有鮮豔的色澤，而能刺激消費者的食慾。

其實這些肉品上通常使用發色劑。

發色劑是用於使生肉不易變色，等於是讓肉類的新鮮紅色不變色的把戲。外觀看起來非常漂亮，令人感到美味新鮮，事實上卻是動了手腳的贋品。

發色劑的成份中含有亞硝酸鹽，它是將肉內的氧氣驅逐的不良物質，進入體內會與碳氫基胺結合，具有轉換爲致癌物質的危險性。

如前所述，肉品腐壞會產生碳氫基胺或阿摩尼亞等物質，而碳氫基胺的物質與存在於消化器內的硝酸鹽產生反應時，具有變化成強烈致癌性亞硝酸胺的危險性。換言之，對碳氫基胺而言，硝酸鹽是避之唯恐不及的物質，一旦接合後極有可能變質爲致癌物質。

從以上的說明，我想各位已充分地瞭解，肉品的發色劑是誘發癌症的危險化學物質。

「牛奶當水喝」是致癌之源

接著來談牛奶的問題。從結論而言，牛奶也是非常危險的飲料。

甚至有學者指稱：「每天多量飲用牛奶的兒童，容易染患白血病。」白血病乃是血癌。

牛奶中的蛋白質，原本是和人體不適合的蛋白質。因爲，牛奶是母牛爲了哺育子牛而產生的乳汁，因此無法爲人體吸收後產生適當的營養效果。

牛奶的蛋白質不能適切地爲人體的消化器所處理，甚至會出現許多負面的影響。此種蛋白質具有比植物性蛋白質更細的粒子，容易從腸壁進入血液。

如此一來，等於是體內侵入與人體內的蛋白質性質不同的物質，很容易在體內造成過敏反應。因此，從幼兒期開始即以牛奶哺育的兒童，變成過敏性體質的危險性相當高。而過敏性體質會漸漸演變成癌性體質。

舉例而言，有一種稱爲系球體腎炎的疾病，這也是把牛奶當水喝，或多食肉品的兒童常見的疾病。病情是使過濾血液的系球體受到破壞，而其原因也是過敏性體質。

換言之，過敏性體質可以說是，病狀蔓延之後，自己會破壞自己細胞的疾病。如果過敏性體質漸趨嚴重，很明顯地健康的細胞將日益受到破壞而變成癌性體質。

那麼，何以人們養成了喝牛奶的習慣？其原因的發端是歐美人的便秘體質。

歐美人常食肉品，因而有許多便秘患者，而古來認爲牛奶可治便秘。牛奶的確具有緩下作用，日本人中有不少人喝牛奶即易腹瀉，可說是這個事實的佐證吧。

而其間的差異在那裡？對歐美人帶有強烈崇拜意識的日本人，從明治文化開化期，即以牛奶爲滋養飲料，帶進日常生活中。

牛奶的確促進日本人體格的成長，但卻也是造成過敏性體質的元凶。而且，原本是穀菜食民族，只要不偏向於一味攝取肉食，應不會造成便秘體質，所以，牛奶之於歐美人的效用，對日本人而言卻是一無是處。

附帶一提的是，高加索地區的健康、長壽者，絕不直接飲用牛奶，必須使牛奶發酵成可菲乳或馬滋歐尼等食品再飲用。亦即將原本的牛奶變化成液質的飲料。位居世界之冠的長壽國的人們，本能地感受到牛奶之害。

牛奶的鈣質有問題

「牛奶含有豐富的鈣質，應儘量服用。」電視等健康問題的專家常做如此的發表。也有不少醫生認爲：「牛奶是最好的蛋白質源，也是最高的鈣質源。」

但是，其中卻有相當大的疑問。筆者會做這樣的質疑：「目前的兒童都多量服用牛奶，何以骨骼、牙齒仍然脆弱？從前的兒童即使想喝牛奶也幾乎喝不到。但多數人的骨骼及牙齒都健壯。同時，從前的小孩即使從樹上不慎落地骨折，通常一個月左右即回復原狀，但目前的兒童就會造成複雜骨折難以治癒，往往拖延三個月或半年治療時間。既然已充分地攝取鈣質，何以會有這種奇怪的現象？」

各個醫師聽聞此言必無從以對吧。當然，若能立即說出正確答案，應該不會再三地推崇牛奶的好處了……。牛奶含有豐富的鈣質是事實。其鈣質量約佔母乳的四倍。但鈣質多卻未必對人體都好。

換言之，牛奶只有多量的鈣質，卻有無法與其他礦物質適切調和的缺點。人體的骨骼並非只有多量的鈣質即能擁有健康，唯有和鎂、錳、銅、銀、亞鉛等各種礦物質的調和，才能塑造精緻健壯的骨骼。

尤其是牛奶鈣質中缺乏亞鉛是最大的問題。亞鉛是促進胸腺所製造的淋巴T細胞生成上非常重要的物質，如果攝取不足，會阻礙具有防治癌細胞功能的淋巴T細胞的形成。

而牛奶的鈣質乃是為塑造牛骨的鈣質，我們應注意人骨的構成和牛隻之間是完全不同的。人骨不像牛骨般的粗大，是精緻而健壯，如果人骨周圍的蛋白質（膠原質）的構成不良，即使攝取再多的鈣質也於事無補。

牛的壽命約二十年，因而必須迅速成長。因此，因牛奶中的高鈣質而使得骨骼在早期已變得粗大。換言之，牛奶是滿足能使牛骨變得粗壯的條件的飲料。

但人是可以長命百歲到一二〇年的動物，不可以強迫性地使其發育。這乃是人與牛之間最大的差異，如果讓人類飲用牛奶加速成長，等於是提早其老化死亡。

如前所述，目前的兒童多量飲用牛奶，但骨骼仍然脆弱不堪一擊，有些學者指稱，這些兒童的骨骼彷彿脆弱的輕石，已成多孔性（骨上長著許多孔穴）。所以，一跌倒即骨折。而且骨折的狀況不單純，通常變成複雜骨折，治療上頗費時間。這也是牛奶飲用過多而破壞與

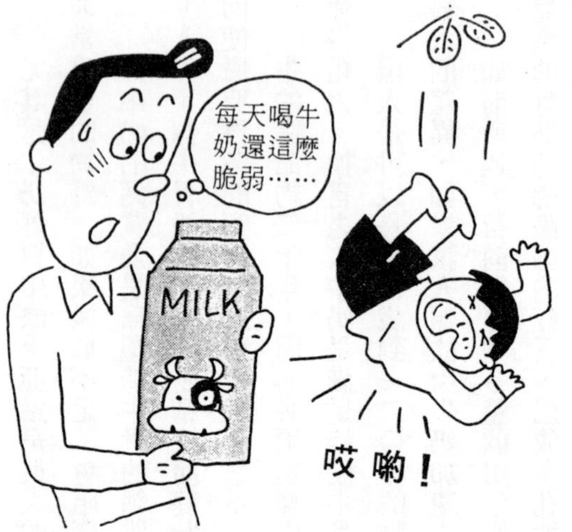

其他礦物質之間的平衡，使得骨骼變得粗雜的證據。

同時，目前的兒童牙齒都不健康。常見蛀牙、齒列不整、齒槽膿漏等。這也是飲食習慣缺乏齟嚼的工夫或服用牛奶過多，造成與其他礦物質無法適切調和所致。

我想有些人會爲牛奶的功效而據理力爭，如：「牛奶可幫助吸收啊！」牛奶的鈣質的確比海藻等，較容易吸收。

但是，容易吸收未必是好事吧。如果其間包含對身體不良或對身體不合適的物質，會造成何種結果？當然會使身體日漸脆弱。

在這一方面，海藻的鈣質或小魚的鈣質雖然不易吸收，但卻含有與身體非常調適的鈣質，不會像牛奶的鈣質，有造成障礙的危險。

蛋及生魚片也要注意

我想有許多人會抱著這樣的疑問：

「已經知道牛奶不盡理想的原因。但是，蛋類應無妨吧？因爲，蛋才是最理想的蛋白質源。」

很抱歉的是，我無法回答：「ＹＥＳ」。

蛋也和肉一樣都是有害物質，絕不會增進我們身體的健康。第一個原因是，蛋含有太多膽固醇。有些人每天吃兩個或三個蛋，這種人遲早都會因膽固醇過多而壓迫血管，造成動脈硬化或心肌梗塞的危險。

而蛋還具有阻礙消化酵素機能的效用，蛋本身的消化吸收並不好。

自古傳言「吃生蛋可增強體力」其實蛋並沒有強精作用，幾乎是迷信之傳。相反地，吃生蛋反而或喪失活力。因爲，蛋白部份有時無法消化而侵入血液中，慢慢地危害健康。

侵入血液中的蛋類蛋白質因無法與人體內的蛋白質協調，而造成過敏性。這和牛奶的情況是一樣的。

接著來談生魚片的問題。魚肉和一般動物的肉品比較起來，危險性相當低，但生魚片也是因容易在腸內腐敗而造成成問題。

生的食物容易腐壞已是衆所周知的事實，而腐壞也會在體內產生。更何況東方民族是穀菜食民族，腸的結構較長。和腸較短的歐美人相較下，所攝取的肉類很容易在腸內腐壞。

如前所述，腸內所形成的腐壞產物有碳氫基胺、阿摩尼亞、硫化水素、石碳酸、苯駢比咯等多種。這些毒素由腸壁吸收而進入血液中，會污染血液。

血液遭受污染後會使紅血球、白血球的質惡化，融合之後使得血液變得黏稠。如此自然會造成血行不暢，在體內各處形成瘀血現象。

這種黏稠的血液如果在腦的毛細管形成，自然容易形成腦血栓或腦梗塞，若在心臟的血管形成，則會引起心肌梗塞。

身體健康而擁有清靜血液的人，在皮膚注射針筒，新鮮的血液會立即送入注射管。但是，患有癌症或血管心臟病等健康不良的人，通常不拉注射管無法吸取血液。換言之，他們的血液已呈相當濃度的黏稠狀。

帶有慢性病的人，血液品質更差。那是因爲攝取過多的動物性蛋白。這從多量進食肉類或生魚片，把牛奶當水喝的人上完廁所後，臭氣難掩的事實可以得到證明。而這些人的排氣也相當臭。原因無他，乃是因腸內產生腐敗現象。

筆者本身不吃肉類，上完廁所幾乎不必使用衛生紙。因爲，身體眞正健康的人，排便非常俐落，通常不需紙張善後。

「精白食品」會使體質惡化

白米不是眞正的主食

精白後的食品外貌的確美觀。雪白而剛炊熟的米飯，白白胖胖確實能增強人們的食慾。膨鬆酥軟的白麵包也顯得美味可口。如雪般的白砂糖，對於喜愛甜點者是極大的誘餌。但是，精緻而使外觀美白的這些食品，只不過是商品上的裝飾而已。

美麗的玫瑰有刺。通常美麗的事物，內在都隱藏著危險的要素。

精白食品何以不好？因爲，它將對人體有益的物質全部剝奪殆盡。

首先來談白米。白米是將米的胚芽部份、種皮、果皮等表皮全部去除，只留下胚乳的白色部份。

米的外圍覆蓋著表皮，上端部份有胚芽，胚芽部份才是米生命的精髓。但白米卻將如此重要的部份剝除，即使再美味可口，在營養方面已是有所缺憾的食品。

白米一詞將兩字橫列並排則成「粕」。正具實地表達了在營養上等於殘渣的物質。

假設我們把糙米和白米撒在庭院上。野生的麻雀基於本能必會分辨何者具有生命，而首先叼啄具有活力的糙米。將毫無生命力的白米置之度外。

但現今一般的家庭，幾乎都將毫無生命力的白米做爲主食，其實，我們的老祖先是以具有生命力的糙米爲主食。糙米含有豐富的維他命及礦物質，具備對人體有益的各種條件。

白米會造成老人癡呆症

白米的米糠（含有表皮及胚芽者）所含的維他命和礦物質的量，若和白米比較，情況如何呢？

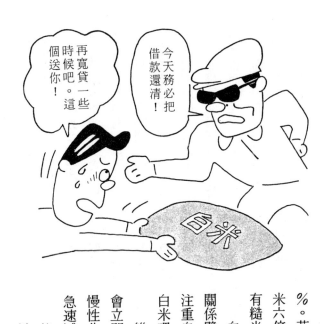

結果發現糙米中含有九五％，而白米只有五％。若比較維他命B_1的含有量，糙米含有高於白米六倍的維他命B_1。而鈣質的含有量，白米也只有糙米的一半。

白米與糙米之間的差別，幾乎可以將兩者的關係譬喻爲「生米（糙米）、死米（白米）。」注重自己健康問題的人，應該會擁抱糙米而捨棄白米吧。因爲，糙米的確是生米。

維他命B類對人腦機能相當重要，如果缺乏會立即對腦細胞造成不良影響。缺乏狀況演變成慢性化時，腦細胞的氧氣消耗會漸漸減少，活動急速減弱，最後傷害到中樞神經。

換言之，慢慢演變成癡呆狀態。

糙米之所以被認爲是至高無上的健腦食，乃

是因其含有豐富的維他命B群，因而如果持續食用只含有糙米六分之一的維他命B_1的白米，腦活動減弱也是理所當然。

「白米吃太多會變傻瓜」這句古話事實上其來有自。據說太平洋戰爭時，新加坡的日本軍持續讓英軍的俘虜食用白米，兩個月左右俘虜們的判斷力變得遲鈍，思考力也減退。而這些俘虜多數患有腳氣症狀，這一點也頗值得醒思。

日本大正時期到昭和初期，腳氣幾乎已成「國民病」。造成慵懶無力、腳部浮腫而引起心臟機能障礙的腳氣病，當時一年有一萬人以上的死亡者。原因是維他命B_1不足。當時是日本各個家庭開始以白米為主食的時期。

如果往前追溯到江戶時代的元祿期，當時有一句流行語是「江戶災禍」。那是指從鄉下因商務而到江戶（東京）的人，陸續染患原因不明的疾病。該疾病就是現今所謂的腳氣病。

而江戶首先出現精米所，開始製造白米正是這個元祿時代。

原本只吃糙米的人，首次吃到白米時的感動……口中必嘟喃著：「嗯，好吃！」

當時在日本全國各地盛傳著：「只要到江戶必可吃到雪白白的白米飯。」結果逗留在江戶的商人們，陸陸續續地染患腳氣病。

白米會促進致癌

現代的年輕人較愛吃麵包，而多數的年長者仍然以米飯爲主食，甚至有人一天三餐不吃白米飯則坐立難安。這種人當中常見以佐菜爲主，而偏愛日本食，還有特別鍾愛生魚片等生食或鹹辣的食品等傾向。

分析未來患者的飲食傾向時發現，有多數偏愛日本食品的人，且多數人對白米情有獨鍾。換言之，除了佐菜的偏好之外，染患胃癌的多數人都是白米派。從醫學上的統計即可一目瞭然。

致癌的必要條件之一是礦物質的缺乏。白米所含的礦物質質極少已如前所述，和糙米相較下有如天壤之別。

礦物質對人體而言非常重要，氧氣及荷爾蒙的機能也必須藉助礦物質之力。譬如，我們的體細胞是因呼吸酵素的機能而進行內部呼吸，如果體內缺乏鎂等礦物質，呼吸酵素不再運作，細胞會在內部窒息而死。

同時，若無礦物質也不能補充營養素，體內各處產生磨擦，最後傷害到身體。而磨擦及細胞的內部窒息與形成癌細胞有關。

每天多量食用白米時，很容易染患礦物質缺乏症。

而喜愛白米者通常會過食，這也是誘發癌產生的原因。無法以八分飽爲滿足而經常吃得飽腹，消化器經常處於疲憊狀。結果很容易在腸內發生致癌的促進物質。而且，也會產生碳氫基胺等體內毒素。這些有害物質透過疲勞的腸壁迅速進入血液中，在體內循環而造成細胞質的變化。換言之，即造就了癌細胞。

白麵包比白米更不好

各位是否覺得：既然白米不好，何妨改吃白麵包。請等一下。你所想像中的麵包應該是市面上各個麵包店所出售的白麵包吧。其實白麵包也是不良食品。

麵包的原料當然是小麥。小麥的胚芽部份也含有豐富的維他命類及礦物質類，維他命B類的含有量也比白米豐富。但是，精白後的白麵包和白米同樣地，已經捨去了維他命、礦物質等貴重物質，和毫無營養價值的殘渣沒有兩樣。

而小麥以食品的品質而言，無法和米類比較，即使是精白前的小麥，以健腦食的觀點而言，根本無法和糙米相提並論。

它不僅無法供給腦細胞或中樞神經的營養素，也不能擔任氧氣的傳送。因此，白麵包是比白米缺陷更大的食品。

雖然小麥精白後仍殘存著一些蛋白質及脂肪，但已完全喪失此外的維他命、礦物質、酵素、不飽和脂肪酸、纖維等有效成份，只變成澱粉而已。

白砂糖會破壞腦力

將食品精白等於是去除其所含的重要成份，白砂糖可稱得上其爲代表。

首先，我們來分析白砂糖的製造過程。

白砂糖的原始是黑砂糖。利用苛性蘇打去除鹼性溶劑。接著加上硫酸，再取去溶化爲酸質者。最後讓鹼和酸綜合。如此製造出白砂糖。

依此過程所製造成的白砂糖，幾乎沒有任何黑砂糖原有的維他命或礦物質。各位不妨注意看白砂糖的食品分析表的內容。一定會注意到上頭寫著（白砂糖—維他命B_1略含、鈣質○、鐵份略含）。不僅是維他命，白砂糖上幾乎沒有任何礦物質。

同時，白砂糖具有以下的特性。

製做果醬時，只要將白砂糖撒在水果上用火溫熱，水果立即變型而成爲黏稠的果醬。由此可見，它具有使細胞鬆軟而變化成果醬狀的性質。

與此相反的是食鹽。從浸泡黃蘿蔔的過程即可瞭解，蘿蔔在鹽漬後會漸漸軟化而滲水。由此可見，食鹽具有緊縮細胞的功能。

因此，在此希望育有發育齡兒女的母親們特別留意。那就是精白食品（白砂糖爲代表）和暴行問題有非常密切的關係。

多量食用糕點或巧克力等甜點，或把自動販賣機的清涼飲料當水喝，會使胃或腸的黏膜鬆弛而容易染患胃潰瘍或胃炎。呼吸器系的黏膜鬆弛後，容易感冒及染患鼻炎。

上述的情況還不嚴重，最麻煩的是腦細胞鬆軟而呈果醬狀。

體質差者渴望甜食

前幾天，一名二十八歲的青年由母親帶著前來筆者的住處。

那位母親如是說：

「這個孩子小時候非常乖，但長大成人後腦袋變得不靈光。既無耐性也無幹勁。工作不力常中途而廢。而且，常心浮氣躁動輒發怒，甚至會抓我的頭髮大聲怒吼。情緒相當不安。這種狀況怎麼娶老婆。有什麼辦法？到醫院檢查說是憂鬱症。眞是這種病嗎？」

聽完後我立即覺得這位青年的腦細胞，大概已經成爲果醬狀了。

腦細胞呈果醬狀的人只會思考自己的問題。自認爲好的事情必高聲張揚、主張，且猛烈地攻擊對方的不是。心浮氣躁、缺乏耐性。集中力也欠佳。更重要的是已失去感恩的心。

這些性質和暴行有極大的關係，而這類行爲乃是喜好甜食者常見的特徵。

爲了愼重起見我問了那位母親：

「平時喜愛什麼樣的食物？請追溯以往說明一下。」

「從小讓他什麼都吃，而最喜歡的是肉、蛋、牛奶，還有饅頭、羊羹、蜂蜜蛋糕等……。」

「飲料呢？」

「夏天等天氣熱的時候通常不喝水，只喝可樂。一喝就是三大瓶。」

如果持續這樣的飲食生活數年，當然會造成如此結果。因此我指導那位母親改正其飲食生活。以結論而言，這位青年的暴行性格及精神方面的錯亂，經過飲食的改正後已治癒了。根據我所指導的飲食菜單，確實地履行，從半年後開始漸漸地出現變化，一年後已完全地轉好，目前是相當優秀的青年，且開始懂得孝順母親。

上述的例子一點也不稀奇。

但從這個例子可以充分地瞭解，日常的食物選擇有多麼重要。尤其必須留意甜食。喜愛甜食是意味著體質非常差。體質不好時就無法停止甜食。

從這一點而言，我個人認爲甜食和麻藥非常類似。

應想辦法斷絕甜食的攝取。這必須有相當強的抑制力，但光憑這一點還不夠。首先必須改正正確的飲食內容。只要斷然地改善不正常的飲食生活，身心必顯著地回復正常狀態。

白砂糖的危害與致癌性

如前所述，白砂糖只是爲了外觀美麗而將黑砂糖精白製成，其精製過程已幾乎喪失黑砂糖原有的維他命、礦物質、酵素等。

而所喪失的礦物質中，特別重要的是鈣質。假設黑砂糖的鈣質含有量是一〇〇，精白的

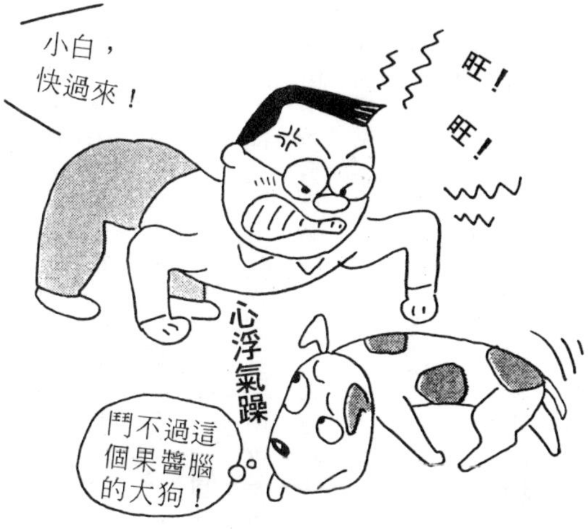
小白，
快過來！
旺！
旺！
心浮氣躁
鬥不過這個果醬腦的大狗！

白砂糖只有〇・三。

雪白美麗的白砂糖是喪失鈣質的缺憾食品，進入體內只會一再地剝奪儲存於骨骼中的鈣質。有些營養學家甚至將白砂糖命名爲「鈣質小偷」。

人體若缺乏鈣質會呈現各種不良的結果。

除了骨骼與牙齒脆弱之外，血管也因之衰弱。因爲，血管收縮所最需要的礦物質是鈣質，而血管的彈力也是由鈣質所維持。

同時，鈣質具有阻止脂肪體內吸收的作用，若不足會使脂肪肥大而減弱心臟功能。

鈣質的重大機能之一是使神經節順利地發揮作用，鈣質不足時會使神經起波瀾而容易心浮氣躁，也可能是造成胃潰瘍的導火線。

更重要的是鈣質不足很容易誘發癌症。

在日本最近有這樣的實驗。

筆者親眼看過這個實驗內容的經過。首先在數十隻實驗鼠的腹水內移植癌，然後分成兩個小組，A組給其平常的食餌，B組則供給鈣質較多的食餌。

結果A組在兩個星期後體重倍增，陸續死亡。因爲，腹水中的癌細胞增殖了。但B組體重並沒有太大的增加，平均生存約一個月。可見，鈣質抑止癌細胞的蔓延。

另外，也進行供給A組實驗鼠含多量食鹽水的食餌，而B組則是含鈣質的食餌的實驗。結果A組中多數實驗鼠從第三天左右開始，已出現胃黏膜的充血或腫脹等症狀，而B組幾乎没有任何異常。

從此發現鈣質也具有保護胃黏膜的功能。除了胃潰瘍外，鈣質具有抑止胃癌的發生與增殖的能力。

在美國最近也出現一項調查報告指稱：「鈣質攝取量多者染患大腸癌的機率較低」。只要鈣質充足即不易染患癌症。這似乎是千眞萬確的事實。各位應可充分地明白，攝取白砂糖過多容易致癌的緣由。

精製鹽並非眞正的「鹽」

接著來談精製鹽。

目前市面所出售的食鹽幾乎都是精製鹽。精製鹽是鹽化鈉佔九九％的化學物質，其實還不足以稱爲「鹽」。

眞正的鹽應含有鹽素及鈉、鈣質及鎂，還有錳銅及銀等。精製鹽中幾乎沒有這類成分適度的礦物質，因此每天攝取會造成體內礦物質代謝的混亂，形成各種障礙。

常聽「食鹽攝取過多會引起高血壓、心臟病」凡事應適可而止，過猶不及都有缺失。攝取過量而造成問題的並不只有鹽。

不過，若是自然鹽乃是人體所必要的物質，只要適量，對人體有益並沒有任何危害。攝取良質鹽（自然鹽）可增強基礎體力，使身體變得健壯，也可強化抵抗力使胃液順利分泌。但如果持續攝取鹽化鈉只有九九％，純屬化學物質的精製鹽，即會造成各式各樣的疾病。

我們從血液及養育胎兒的羊水組成，也可明白鹽對身體多麼重要的事實。血液及羊水的組成內除了鹽化鈉之外，還有鎂、鉀、鈣等，和海水所含的礦物質成分比率幾乎完全相同。

有人說生命是由海誕生，海水內豐富的礦物質才是孕育我們生命的泉源。以下，我們從另一角度來思考這個問題。

假設，在都市裡的活魚料理店所擺設的水槽內，依海水同樣的濃渡放進鹽化鈉佔九九％的精製鹽，結果會如何？水槽內的活魚不久將翻起白腹，浮上水面而死。

精製鹽只是「翻版鹽」而非眞正的鹽。也許只有魚最明白其間的差異。

過度減鹽容易致癌

一般認爲，一天食鹽的攝取量約三十公克，不過，這只是一個標準，不一定非此量不可。

只要攝取人體所需要的鹽份即可。運動流汗後渴望鹽份乃是自然的需求，而没有勞動肢體的人，並不特別需要鹽份。如果過度減鹽而不補充生理所需要的食鹽，反而會對身體造成各種不良的障礙。

食鹽攝取不足時，胃液分泌會不足而食慾減退。同時，肌肉組織鬆軟，身體無法適切地活動。體內各組織的調節機能也減弱。利用點滴補充生理食鹽水正是這個緣故。因爲，只要補充缺乏的鹽份病人即可回復活力。

而食鹽和分解體內食物、攝取營養、處理老廢物等所謂的新陳代謝的功能也有密切關係。食鹽攝取不足時，新陳代謝無法順暢運轉。

人體健康受損的最大原因乃是新陳代謝的異常。如果新陳代謝不順，血液會呈酸毒化而造成癌症的發生。

因此，食鹽必須攝取適量，過與不足都不行。因畏懼成人病而一味地減低食鹽的攝取，可謂愚蠢之至。

血液或體液正因爲含有鹽份及多量的礦物質才得以淨化，藉由順暢的血行以保持身體各部的健康。

當然，食鹽的攝取量有個人差異，體力勞動者必須攝取較多量的食鹽以彌補發汗量，但腦力勞動者卻不在此限。

另外，肉類攝取較多者最好抑止鹽份，而常吃蔬菜者相反地應攝取較多的鹽份。原因是肉類含有較多的鈉，蔬菜含有較多的鉀。而我們體內的細胞中，內液中有鉀，外液中有鈉，取得平衡才能維持健康。

每天喝的「水」是危險的

水道水含有致癌物質

各位聽說「水有危險」必感到困惑。而且這是指我們每天所飲用的水道水，情況可更複雜。

有人指責「水道水不安全」是距今十六～十七年前的事。調查以美國密西西比河川之河水為源水的水道，而發表研究報告的哈立斯學者說：「飲用此水道水地域而因癌症死亡的人數，比飲用地下水地域的人多出許多。」

這是世界首次發表如此驚人駭俗的報告。有不少研究家因此正式地開始調查水道水。從調查中發現水道水中含有「特力哈羅美坦」這種前所未聞的致癌物質。

而追根溯源發現，此致癌物質的元凶是，將河水做為水道水使用時，做為殺菌使用的鹽素。換言之，源水所含有的有機物質與鹽素結合後即變化為特力哈羅美坦。

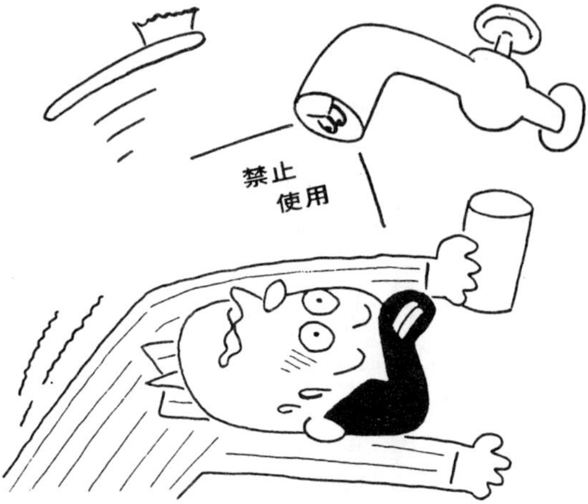

進行調查後還發現了更驚人的事實。從水道水檢測出的有害物質，除了特力哈羅美坦外還有六十幾種。這些幾乎是以鹽素殺菌河水時所產生的致癌物質。此外還檢測出ＰＣＢ、特力可羅羅鹽基雷、ＤＤＴ、戴歐辛等。

ＤＤＴ是做爲殺蟲劑使用，而戴歐辛則是越南戰爭時，美軍做爲枯葉劑所使用的毒物。當鹽素和有機物質結合後，會變化爲相當危險的物質。

但以在淨水廠服務者的立場而言，他們認爲：「大衆喧嚷著水道水內含有致癌物質，其實含有量微乎其微，幾乎不會對身體造成傷害。」事實上他們毫無驚慌的模樣。

根據ＷＨＯ（世界保健機構）的指示，水道

水中的有害物質量，若連續七十年一日飲用兩公升的水道水，十萬人中只有一人會有致癌的危險。

但是，不可置疑地，水道水在其它方面還隱藏著危險的要素。

以日本爲例，有不少地區仍然使用明治時代所埋設的古老水道管。據說目前的水道管有一半是戰前所埋設。

這麼多古舊的水道管，到處造成問題乃是理所當然，泥巴或雨水從龜裂的部份侵入水道管，或水管內側生銹而污染排水。

目前的住宅環境和從前大不相同，有許多社區、高級大廈。屋頂蓄水槽的污染已成問題。報紙的社會版上還曾刊載，大廈頂樓的蓄水槽內浮現無名屍，令社會大衆一陣嘩然。據說蓄水槽內發現死老鼠已不足爲奇。

回想各戶人家在毫不知情下，每天飲用如此污染的蓄水槽內的水，不禁令人毛骨聳然。

再回到鹽素處理的問題，如果自宅內飼養金魚，若在魚缸內使用水道水，一般的金魚在數天後會死亡。如果不添加中和劑都有如此下場。

這也表示鹽素有問題。對金魚這類小動物而言，水道水的鹽素足以使其一命歸天。

從這一點看來，WHO的指南書即使再強調：「沒有危險」，從事實看來，我們實在無法斷言，每天飲入體內的水道水沒有任何不良影響。

即使含有微量的致癌物質，日積月累下，無形中我們的身體必受到侵害。

魔手也延伸到井水

「已然瞭解水道水的危害。但井水應無此顧慮吧？」

讀者中也許有此主張而安然自得者。但請立即將如此樂觀的想法從腦中拂卻。

不久前，從埼玉縣朝霞市做爲水道用的淨水廠的水井中，檢測出高於國家規定安全基準值的致癌物質特立可羅羅葉基精，令市民們顫慄不已。

特立可羅羅葉基精這種物質通常使用於半導體洗淨用的溶劑，致癌性非常高。朝霞市的水道管理局發表說：「可能是從地表滲透而入，但淨水廠附近並沒有使用這類物質的工廠，原因不明。」

根據厚生省水道籌備課的解釋，據說「從地下水攝取水道水的淨水廠，有時會發現特立可羅羅葉基精的物質，全國各地一年間大約有數件報告。」換言之，近年的工業排水已滲透到地下水。這是何等驚人的事實。

另外，從立春市水道水的源水水井中，也檢測出致癌性的基可羅羅葉基精的物質。

事實上根據一九八八年環保局的調查，全國調查對象的水井水中約有一六％檢測出基可羅羅葉基精物質，它比特立可羅羅葉基精的致癌性更高。而這個物質並不存在於自然界，極可能是特立可羅羅葉基精等分解而產生。

根據此後環保局的調查，全國地下水污染已成廣範圍的規模，而福島、北海道、山形、埼玉、新潟、長野、鹿兒島的污染率較高。

而厚生省也針對地下水的水質進行調查，結果發表全國約十三分之一的水井已超過特立可羅羅葉基精等有機鹽素系溶劑，造成污染的標準值，也陸續發出通告，禁止污染水井的飲用。

而這些污染的原因，除了前述工廠排水是元凶外，還有農藥、化學肥料、除草劑等地下滲透，而洗潔劑等生活排水也是原因之一。

近年來以地球性的規模持續增多的酸性雨，也是污染地下水的重大原因。

造成酸性雨的二大元凶是工廠的排煙、汽車的廢氣。排煙所含的亞硫酸氣和廢氣中所含的亞硝酸氣、硫磺酸化物等，接觸大氣中的水蒸氣下降到地面就成酸性雨，如果滲透地層內而到達地下水，硫酸鹽、硝酸鹽的毒性必侵入水井水內。

現代可稱得上是水源危機的時代。不僅水道水有害人體，井水也吃不得，面臨如此悽慘的狀況，我們所剩下的因應手段，除了自我防衛外別無他法。

水道水正是因有鹽素消毒的措施，才能進入我們的口內。事實雖如此，但既然已發現鹽素會產生危險的化合物的事實，若不自衛，我們的體內將一再地受到污染。

而最低限度的預防之策，乃是必須瞭解家庭內可自我處理的水道水的淨水法。

一般而言，最簡單的方法是在水龍頭裝淨水器。通過活性碳或石塊而濾過的水，可以將鹽素或漂白水的臭味做某種程度的消除。只要裝置簡單的濾過器而能使精神獲得安定，任何人都趨之若鶩。

但若要消除鹽素以外的化合物、重金屬等，並擁有美味潔淨的水，必須裝置性能更高的淨水器。譬如，將水道水化解爲鹼性電解水的淨改水器或利用陶磁器、磁鐵礦、礦物石等的淨水器、活水器等。

最近市面上還出現可以將水的分子分解爲更小顆粒的淨水器。

一般認爲，水的分子集團呈五～六個聚集的狀態，是最適合我們身體且可口的水。

我們的身體約有四分之三是水份，而其中有讓水的分子構造接近於生體水的π水。

我們之所以能夠瞭解這些結構，乃是因核磁氣共鳴的學問之發達，而闡明了水的分子結構。若要引進這些裝置花費頗高，但對於渴望完全脫離水害的人，這倒是值得信賴的伙伴。它不僅能逃脫水害的魔掌，還能充分地體驗水質之美。

以上所陳述的各種淨水手段，該如何選擇乃是讀者們的自由。總而言之，我想說的只有面對目前水道水的危險性，若袖手旁觀根本無法自衛。

爲了避免水害危及自身，請務必採取某種行動。

2 爲什麼現在有這麼多人死於癌症

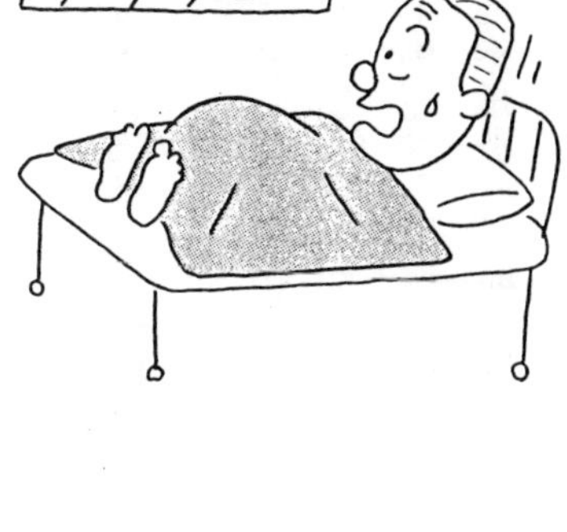

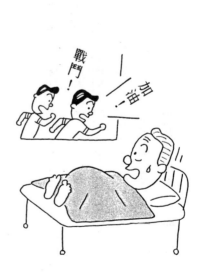

自然治癒力的減弱與慢性病體質

激增的癌、慢性病的實態

因癌症而死的人口，高居目前死亡排行榜上的首位。

在二十年前，死亡排行榜上的順位依序是腦中風、心臟病、癌症。但經過數年，癌症已超過心臟病而高居第二位，目前則已超過腦中風而成爲死亡榜首。

癌症患者的人數增加如水漲船高，在最近十年內大約增加了兩倍之多。唯一慶幸的是，雖然患者增多但死亡人數並未成比例地增多。因爲，健康檢查而早期發現者的生存率較高。

但染患癌症者的暴增仍是驚人。也許讀者中有人已抱有「自己染上癌症也不足爲奇」的觀念。但任何人雖有過這樣的想法，也都渴望不要染患癌症。這種恐怖感是數十年前「癌症是最大的死病」的印象，至今停留在每個人腦海裡所致。

但是，以前發生在遠處的癌症，目前已經逼近到身體周遭。一年因癌症死亡的人數高達數十萬人，它被公認是死亡原因的榜首。幾乎可稱得上是國民病。以機率而言，染患癌症的可能性比發生車禍來得高。因為，因癌症而死亡的人口高居數十萬，而車禍的死亡人口僅佔數萬。

即使不因癌症而死，也有其他慢性病虎視眈眈地等候。心臟病、慢性肝炎、慢性腎臟病、糖尿病、風濕等，一旦牽扯上這些疾病即容易慢性化且棘手。它們和癌症同樣地都屬於現代病。

生活在到處是污染的現代社會中，不得病者反而稀奇。

自然治癒力減弱的要因

不論癌症或慢性病、其他的疾病，現代人之所以染患這些疾病，原因無他，乃是自然治癒力減弱的緣故。

人本來所具有的生命是，不論任何疾病都有自我治癒的能力。這就是自然治癒力。而擁有這樣能力的身體才是眞正的健康體。

但現代人已缺乏這根本的能力。雖然身材、體格比古人更健壯，但已失去維持健康上最重要的能力。

自然治癒力顯著地喪失的最好例子，可說是現代黑死病的愛滋病吧。愛滋病是「後天性免疫不全症候群」正是後天性的疾病，它可以說是對現代文明的畸型產生的自然治癒力減低者落井下石的惡病。

也許古時身體健壯的人，體內可因自然防衛能力擊倒愛滋病毒。曾幾何時瘟疫、霍亂等傳染病肆虐，數萬人因之一命歸西。我認爲和瘟疫菌或霍亂菌相較起來，愛滋病毒的威力根本微不足道。

但是，現代人卻毫無抵抗能力，讓愛滋病毒輕易地侵入體內。原因是高度文明社會一再地造就如此虛弱體質的人。

最近的兒童自然治癒力相當弱已成特徵。出現許多過敏性體質的孩子。過敏性體質乃是正常的免疫能力所產生的抵抗力減弱，而背負著異常體質的狀態。

只要學校班級裡某人傷風感冒，即會傳染給全班，最後蔓延到整個年級。從前未曾有過這樣的現象。即使被玩伴傳染感冒，體內強盛的抵抗力可將病菌擊倒，有許多健康活潑的孩子，在寒冷的冬天仍神氣活現地在原野上活蹦亂跳。

自然治癒力減弱的現象不僅發生在兒童身上，成年人也一樣。現代人只要傷風感冒則難以治癒，甚至有人拖延數月，甚至去年的感冒仍未治癒。換言之，自己無法治癒自己的感冒。這一點和慢性病有共通之處，我覺得已成爲現代病的重大特徵。

筆者也曾傷風感冒，但健康者（具有自然治癒力者）幾乎只要好好地睡一個晚上即可療癒。

癌症患者年年增加

大氣、農藥污染與癌症

從數十年前開始，大氣污染對人體健康的重大危害已成論壇上的焦點。

大氣污染的首要元凶是汽車的排廢氣，在交通量較大的場所會排出驚人多量的窒素酸化物（NO_x）或二酸化窒素（NO_2）。

日本有鑑於此，於一九七三年發表自動車排廢氣的窒素酸化物規制，爾後十幾年已獲得極大的改善。但從一九八五年以後，空氣污染再度惡化直到今日。

原因是自用轎車的增加遠超過規範效果。

東京都大氣污染健康影響調查會在一九九〇年春天，針對交通量在一日一萬輛以上的幹線道路附近的居民做健康調查。根據調查，接近道路的居民染患呼吸器官疾病者的例子較多，嬰幼兒或三歲兒通常有「容易傷風感冒」「發高燒」等傾向。

從尿檢查也證實，幹線道附近的兒童和偏離地區的兒童比較，多數患有肺組織的損傷。

更重要的是死亡調查的結果。以都內三五個幹線道路附近（半徑一公里以內）爲對象，進行十年間死亡率與NOｘ等大氣污染的相關系數調查時，發現女性的肺癌相關性相當高。

這是表示大氣污染與肺癌的因果關係的重要調查結果，一般人提起肺癌，都與抽煙的危害相提並論，但筆者一向對香煙抱著較寬容的看法。過度抽煙的確會危害身體，但在消除壓力的精神衛生上而言，抽煙具有紓解壓力的重大利點，只要在個人允許範圍內適度抽煙，絕不會成爲肺癌的重要誘因。

日本在這十年來，抽煙人口漸漸減少，但肺癌患者卻呈反比例地增加。德國也顯示同樣的傾向，在抽煙人口上美國遠比日本減低許多，但染患肺癌者卻未曾減少。

相對地，大氣污染與肺癌人口是以遍佈全世界的現象，幾乎成正比增加。從這個事實不得不令人覺得，肺癌的眞正元凶乃是大氣污染。

接著來談農藥與癌之間的關係。

日本堪稱世界首屈一指的農藥國。年間大約生產六十萬噸的農藥，做為殺蟲劑、除草劑、殺菌劑使用。

除草劑中也有前述的不純物質，如越戰中做為枯葉劑使用，具有猛毒的戴歐辛。戴歐辛侵入人體內會破壞染色體，是殺傷力驚人的物質，會造成畸型或致癌。

殺菌劑或殺蟲劑也是有毒物質所凝聚的物品，而我們卻在不知不覺中吸入這些毒氣。

根據長野縣佐久醫院的若月院長的研究資料，日本人體內脂肪中檢測有機鹽素劑的殘留量，高出外國人的三倍。有機鹽素劑即是農藥。

食品添加物與癌

日本不僅農藥的使用量高居世界第一，食品添加物的使用量也是全球之冠。

目前所許可的種類又新增七種，目前已高達三五四種農藥。

不論城鎮的超級市場或便利商店，店裡所充斥的是加工食品。而這些都似乎使用數種食品添加物。

如保存料、著色料、人工甘味料、酸化防脂劑、品質改良劑、香料、糊料……幾乎可以說是食品添加物的展示。

以保存劑而言，它是防腐的化學藥劑，抑止因腐敗、變質等原因造成的微生物的增殖，但這些異物進入我們體內，對腸內有益菌的繁殖也會產生抑制作用。換言之，進食含有多量保存料的食品，會損壞腸內細菌的平衡，造成整腸作用的失調，我們的健康立即受到損害。

不僅如此，麵包、糕點、蛋糕上等爲了防霉所使用的保存劑中，含有普羅必翁酸鈣、普羅必翁酸鈉等，據說這些物質隱藏著催畸形性的危險。

而且，其它的食品添加物，也有造成肝臟或腎臟障礙的危險性，而可能有致癌嫌疑的物質也不少。

雖然這些食品添加物，有使用量的基準限制，若超過基準值則不獲認可，但以爲基準值以下則無問題，乃是錯誤的觀念。因爲，即使因一種添加物爲量少，進入體內不致產生危險，但若在體內和其他食品添加物結合，可能變化成令人畏懼的有害物質。

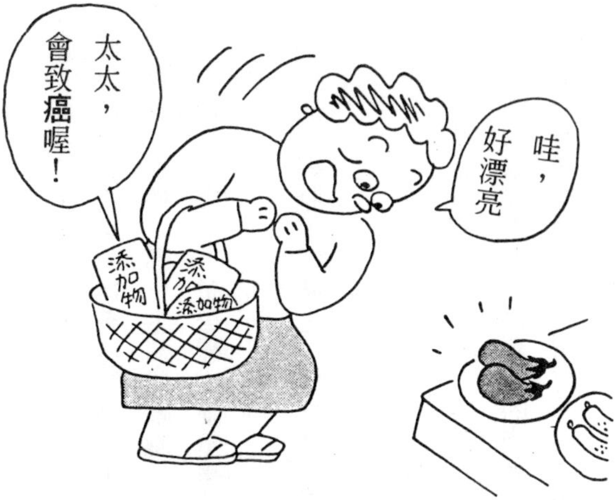

最近，不僅是加工食品，青菜或水果中也使用添加物。事實上，市面上陸續出現，外表清新可口的青菜。而這些是經過磷酸鹽處理過而成。

不久前，我曾拜訪種植青菜而到市場出售的農家。當時，看了農家的倉庫委實吃驚不已。因爲，那彷彿一處化學工廠，四處放著各種不同的藥劑。

事後聽他人說起，這戶人家使用藥劑增加青菜的色澤與美觀，但絕不進食自家的蔬菜。

磷酸鹽多量侵入體內時，會漸漸溶蝕骨骼的鈣質，使其排出體外。

誠如①章所述，體內鈣質的減少是相當嚴重的問題，也可能是誘發癌症的因素。

精神壓力與癌

壓力和癌症的發生也有密切的關係。

據說任何人的體內都有癌細胞的生殖。即使未曾患病的健康人，在自己掌管的體內深處，若有致癌的條件，即會生殖癌細胞，不久開始活動。

但癌細胞的增殖，是否變成嚴重事態，因個人體質差而有所別。美國癌症研究家克萊魯博士曾說：

「雖然癌細胞經常產生，但只要免疫系統健全，即可抑止癌細胞活動，給予早期破壞。」

換言之，個人所擁有的免疫力可抑止癌的增殖，並給予擊垮。

對抑止癌症而言，有如衆人信賴的大支柱的免疫力，卻難以抵抗壓力。自古有言：「病由氣生」人若蓄積壓力，再頑強的肉體也日益消殞。

因壓力使胃黏膜受到嚴重打擊而失去食慾，體內的維他命也漸漸缺乏。其影響會造成抵抗力減弱，血行衰弱，因而免疫力漸漸減弱。

血行之所以不良，是因壓力使白血球的數目、品質大大地減弱，所以，免疫力和白血球的數目、質量多少有密切關係。

根據美國的調查研究，與配偶死別的男性，在一年至一年半後染患癌症的例子頗多。而這些男性也常有染患癌症以外重病的例子。

毫無疑問地，這乃是因壓力所造成的身體損害。

由此可見，壓力會使人體受創。背負過大的壓力，等於是讓免疫機能承受重大打擊，促使癌細胞的增殖。

癌的主要原因在於「食物」

癌症無法以藥物治療

抗癌劑原本是由芥子氣的毒氣所製成。其強烈的毒性，除了癌細胞外，幾乎可破壞所有的細胞。癌細胞死了，但若連健康的細胞也因之死滅，什麼也都沒了。

總而言之，癌症不論是利用藥物或手術，甚至放射線也無法治癒。雖然目前的醫學，和從前相較下已有顯著的進步，但癌症的治療仍相當困難。

那麼，爲何癌症那麼難治呢？

現代醫學對癌症的態度是：

「治療癌症最重要的是早期發現。若能早期發現癌細胞，必可用手術治癒。」

的確，因早期發現而得救的癌患者爲數甚多。但「得救」的完成式說詞是一種誤解，應該以正得救的進行式表示。因爲，我們不知何時、那個部位還會復發癌細胞。

舉例而言，彷彿遊樂場裡玩敲打土龍的遊戲一般。拿著鐵鎚猛敲四處鑽頭而出的癌細胞，接著靜候隨時可能冒出的癌細胞。癌患者中應有許多因癌細胞轉移，而接受二、三次放射線治療。

去除小的癌細胞不可能因而根治癌症。當身體某處發生癌細胞時，藉由強力的自然治癒力，可使癌細胞自然消滅。或因強力的免疫機能，使癌細胞無法成長。這些自然的手法，才是癌症的根治法。

現代醫學、藥學所積極開發的癌症藥物，都是破壞癌細胞，可以抑止其分裂的化學物質

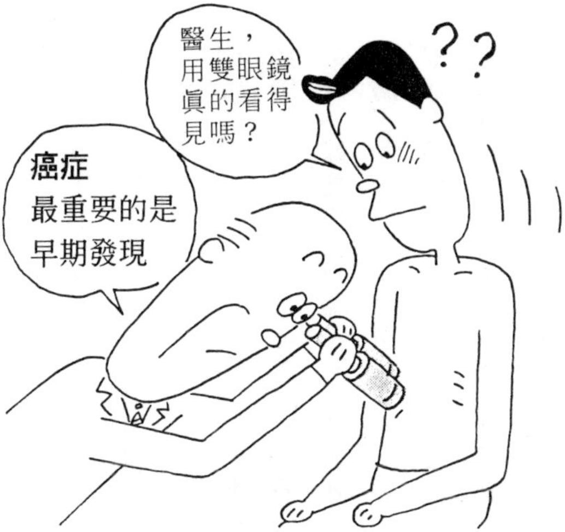

。

對癌細胞帶有強烈毒性的化學物質，確實能因投服而使癌細胞衰弱、窒息。但這些藥物不可能只對癌細胞發揮毒性，而對周遭的正常細胞毫無所害。

癌細胞受創，正常細胞也會因藥物的毒性受傷害。以爲癌症已完全治癒而沾沾自喜時，全身變得衰弱而瀕臨死期，如此情況堪稱一則笑話。

主要原因是「錯誤的飲食生活」

「美國打噴嚏，日本即感冒」誠如這句戲言，日本自古以來即一再地引進美國生活上的各種模式。而美國在各個層面，也一直是日本的先導者。

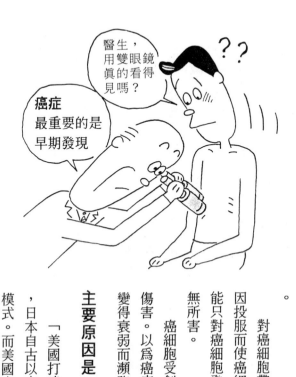

但先進國家美國，於一九九七年發表了「美國上議院國民營養問題特別委員會報告」（簡稱爲上議院報告）。

簡要地說明這份報告的內容是：

「肉食爲主的先進國家的飲食，對人類而言是相當不自然的飲食法，而我們以往卻未曾察覺。先進國家常見的癌症，及其他成人病的原因，完全是『不良飲食習慣』的結果，我們必須立即改變飲食內容。」

據說美國上議院，爲了製作這份報告，花了七年的歲月與數千萬美元的調查經費。而配合這項調查，動員世界各國優秀的學者。

至於「飲食改善目標」的指示，列舉以下數點。

▽減少動物性脂肪的攝取量。
▽以從植物取得的不飽和脂肪代替。
▽抑止含有多量糖份的食物攝取量。
▽增加水果、蔬菜、穀類的攝取量。
▽抑止含鹽份量多的食物的攝取量。

▽停止一般的牛奶，飲用低脂肪、無脂肪牛奶。

▽減少奶油、蛋等高膽固醇食品的攝取量。

其實美國上議院這份報告的要旨，事實上和部份有遠見的營養學家、醫學家，自古以來所指責的不謀而和。而日本早在美國上議院這份報告之前，於一九六六年及一九六八年，兩次在國會上提起「癌症問題」。

那就是第五十一屆衆議院科學技術振興對策特別委員會，和第五十八屆同委員會。

當時，以重要學術界身份參與的森下敬一博士發表演說：「癌症爲首的各種慢性病的原因，主要在於食物。」

這一點非常重要，站在世界前端的先驅者的研究，應是深刻在歷史文獻上的問題。

前述上議院的報告，不僅針對美國國內，還調查許多國家、民族的飲食傾向與疾病間的關係，主張各民族或時代，因飲食的不同而和疾病的發生有密切的關連性。甚至獲得這樣的結論：「美國十大死因中，前六項和飲食有關。」

筆者讀完這份報告時，內心非常喜悅。因爲，我瞭解美國的有識者，對疾病所抱持的嶄新觀念，即是將致病的座標軸置於「飲食」。

從前的醫學，針對一切的疾病，乃朝著追究病原菌的方向進行。而現代醫學也有繼承這個方向的傾向。

但是，不再遭受傳染病肆虐威脅的現代，細菌研究已不再是醫學的著眼處。因爲，以癌症爲首的各種現代病、成人病，幾乎原因不在於病原菌，而是因體質惡化所造成的。

遺傳上的要素並非造成體質的主要原因。構成現代人體質的大支柱，乃是每日進食的食物。食物才是製造體質的泉源，因體質的不同，而有容易感冒與不感冒之差，易患成人病與永保健康之別。誠如美國已察覺到如此重大事實，對本國而言，也是考慮全面採納如此觀念的時期吧。

③ 以食物改善體質即可治癒疾病

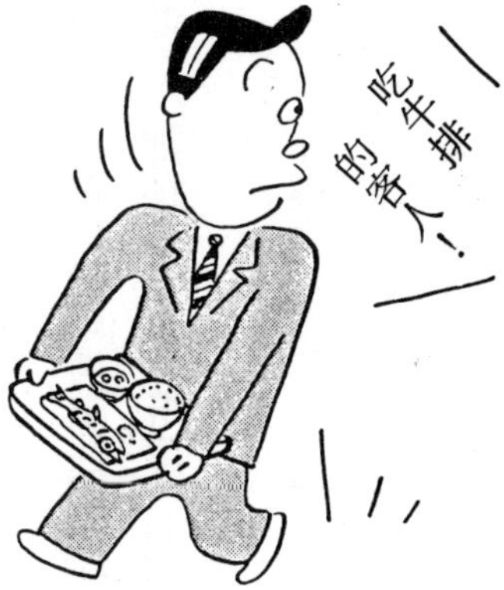

改變體質，疾病自然療癒

過敏性體質日益加劇

過敏性皮膚炎、蕁痲疹、鼻炎、支氣管喘息……這些全是過敏性體質所造成的疾病。

又最近，染患溶血性不良貧血的患者，也有增加的趨勢。這可以說是過敏性體質特有的病症，由於自己會破壞自身的紅血球，若不改變過敏性體質，即使多量攝取肝臟、服用鐵質，也難以治癒。

而最近在年輕人之間，常見的疾病是所謂的膠原病。尤以年輕女性爲最，剛開始出現濕疹的症狀，有時也有類似風濕的症狀。因而在濕疹治療或利用止痛劑的抑止過程中，病症漸漸加劇，情況嚴重時會使肌肉呈膠狀，而無法步行。通常被診斷爲膠原病時，已是爲時晚矣的狀態。而這也是過敏性體質所導致的疾病。

調查染患膠原病的年輕女性的飲食生活，發現多數人都不吃主食的米飯，而以做爲零嘴的糕餅、甜點果腹。

這類過敏性疾病，若不改變體質，只會使症狀加劇，演變成自己破壞自己細胞的情況。

現今有許多兒童，染患過敏性皮膚炎，眞是令人傷腦筋的問題。據說目前所誕生的嬰兒，有半數以上具有過敏性體質。同時，在如此營養豐富的時代，身爲母親者卻無法分泌乳汁。即使分泌乳汁，也有許多嬰兒不喝母奶的情況。

這一點無法指責嬰兒的不是。嬰兒具有本能上選擇分辨好、壞食物的能力。換言之，因母親的母乳品質變差，嬰兒才會拒喝。

那麼，母乳的品質何以變差？乃是因母親的飲食生活不良。

如果像從前的母親們，日常生活中常食小麥米飯、蔬菜、穀類、海藻或小魚等，母乳必大量分泌，且母乳的胺基酸組成，也是最適合嬰兒體質且美味可口。但現今的母親，由於多半偏重肉食，母乳中胺基酸組成也出現差異，不僅母乳品質差，對嬰兒而言味道也不可口。

由此可見，母親的體質、母乳的品質與風味及兒童的健康完全和食物有密切關係。

譬如，一般將過敏性皮膚炎的原因，認爲和蛋及牛奶的多量攝取有關，也正表示出過敏性體質原因的重大線索。

一般而言，母親會爲了幼兒的營養，積極給予食用蛋或牛乳。事實上，這反而會造成不良結果。

大多數人認爲，肉、蛋及牛乳是理想的蛋白質源。而且，積極攝取的蛋白質，在體內分解爲胺基酸，不久成爲自己的血肉，而能維持健康。但動物性蛋白質，並不一定都能分解爲胺基酸。有些不被分解，在腸内腐壞而侵入血液。

過敏性體質是癌體質

做血液檢查即可明白，當血液放進細長的試管內，用遠心分離機處理時，會分離成血球與血清（血漿）兩層。

但是，這兩者間通常還會出現另一層。根據調查，這是未被消化，而直接吸收的牛奶的酪蛋白，或蛋的蛋白。

換言之，在體內，牛奶或蛋等蛋白質並不一定分解成胺基酸，其中一部份會滲入血液中。而提供這種血液做檢查的人，據說：「擔心抽血會造成貧血，出門前吃了三個生蛋。」

由此可見，當體內攝取過多的動物性蛋白質，腸内會產生腐敗現象，無法分解的蛋白質，很容易侵入血液中。

所以，當與我們身體蛋白質不同的蛋白質，侵入血液中時，會產生過敏性反應。當然，若積極地攝取動物性蛋白質，過敏性體質不可能好轉。不僅如此，有可能漸漸變化爲癌體質。因爲，如前章所述，致癌的最大原因，乃在於日常的飲食生活。

我們的人體，不可能在某一天，突然增殖癌細胞。唯有增殖的條件在個人的體內齊全時，換言之，癌細包是在具有充分的理由下，開始進行活動。

而這「理由」就是個人的體質。長年的飲食習慣，所塑造的體質會促使癌細胞的增殖。

「血液污染」是致癌的原因

筆者認爲，除了受傷或外科性的傷害外，所有疾病的原因都在食物。

攝取對身體不好的食物時，會增殖腐敗菌，或是乳酸菌等益菌漸少，腸內的菌蟲出現混亂，造成異常發酵等。同時，當腸的活動失去順暢時，老廢物無法順利地從直腸流向肛門，結果附著在腸壁。這些毒素、腐敗產物、老廢物，不久將從腸壁由血液吸收，混雜在血液中遍佈全身。污濁的血液在體內循環時，身體各部自然會出現異常。

癌細胞就是在這樣的環境下產生。血液污染時，首先會在個人體內最脆弱的部位、機能減弱的部位出現症狀。當症狀加劇時，身體整體的機能即受到損害。結果造成癌及其他各種的疾病。

換言之，假設癌細胞是以血液為通行管道，在停滯而造成混亂之處，即會出現閃爍的紅燈。紅燈並非毫無目的的閃爍。在發生事故之處、進行工程的場所，必會點燈以提醒往來車輛的注意。

幾乎所有的疾病，是因血液的污染而產生。癌症正是其代表例。

那麼，該如何避免血液受到污染？方法是保持腸內潔淨。讓腸內的菌維持正常的狀態，是避免血液污染的重要關鍵。

因此，唯一的方法是，儘量不要攝取污染腸內的食物。肉、蛋、牛奶及生魚等，會在腸內引起腐敗現象，是不值得進食的食物。而白砂糖、白米、白麵包等精白食品，都是有缺憾的食品，只會使體質漸漸惡化。腸內的腐敗現象會使乳酸菌缺乏，必須儘量減少上述食品的攝取量。

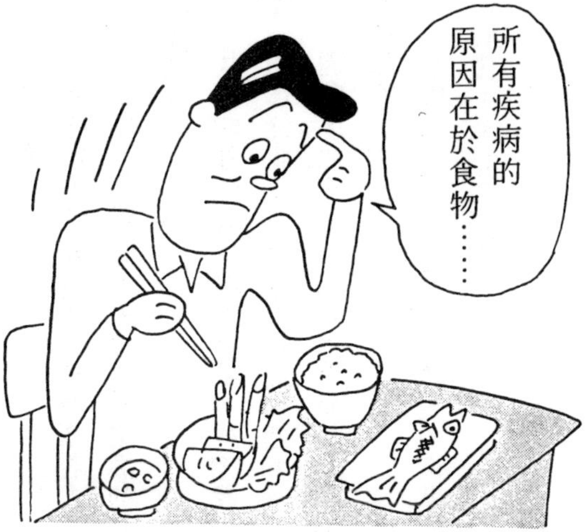

血液的品質決定體質的好壞

血液在我們的體內，有何重要機能？

我們只要從出血過多而致死的事實來看，即可明白血液對我們人體有多麼重要。

血液將氧氣與營養物輸送到身體各部，再將碳酸廢氣運送到肺部，由肺部排出體外。換言之，它彷彿是善良無比的傳信子，把各種禮物分配到身體各部，回程時還順便撿拾垃圾，將不要的物質運送到垃圾場。

但血液比表面上所呈現的功能，還有更重大的價值。而血液的原貌到底是什麼？所謂血液，是製造我們人體細胞最重要的物質。

無庸贅言，我們的身體是體細胞的大集合體

，這些體細胞的一切，都是由血液做決定性的支配。換言之，因血液的品質，會使體細胞全體完全地改觀。

若非如此，全身各部不會遍佈著大小、粗細的血管。

只要血液品質佳，全身的細胞活動必順暢進行，反之品質差時，細胞活動會在各處產生停滯現象。

我們的身體有內臟、骨骼、肌肉及皮膚等，而這些都是由無數的細胞所構成，而細胞是因紅血球分化或生成發展時而製造。

因此，血液（紅血球）不良時，身體各器官的品質都變差。而製造紅血球的正是我們每日攝取的食物。

所以，食物決定個人的體質，攝取的食物不好，細胞即變差。細胞不好時，各處的細胞會癌化，呈惡性循環狀。

食物必可改變體質

食物變成「血」、血變成「肉」

筆者認爲，雖然科學並不發達，但古時候的人們的確偉大。因爲，早在一千年以前，即有人說「食物即是生命」。他們斷然地指稱：「日常的食物才是自己的生命。」

在現代人已遺忘的語詞中，也許這句話是最重要的吧。現代人認爲什麼都要吃。如果好吃的東西都吃倒無所謂，若是不好的東西也都吃，情況可不妙。所以，什麼都吃這句話太不負責任了。

生命的泉源到底是什麼？我們必須慎思這個問題。目前，市面上所氾濫的加工食品類，乃是人類擅自添加的，極不自然的食品。難道這眞的是好的食物嗎？

古人說：「食物變成血、血變成肉」。在醫學尚未發達的當時，竟有如此睿智的發言，

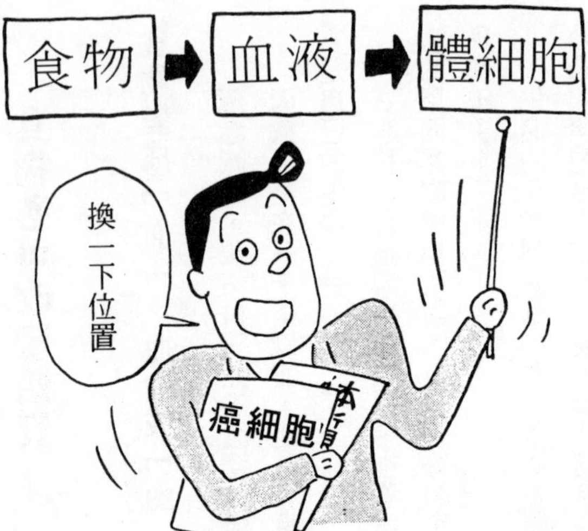

委實令人感佩。

食物變成血。換言之，食物變成紅血球、白血球。這些血塑造出我們的肉，形成我們的骨架。以醫學的立場而言，它變成體細胞。不論是皮膚細胞、肌肉細胞，或骨骼、腦、頭髮及指甲，完全是由這個程序所造而成。

請看上圖。假設在這個管道上的「體細胞」的位置更換為「癌細胞」。癌細胞也是身體的一部份，那麼，它是從何而來。它是起自血液不良，而血液不良則是因食物不良所造成。

接著，在「癌細胞」的部份更換為「體質」，即可瞭解過敏性體質，也是因食物不良而引起。因此，若想改變過敏性體質，除了改變食物外別無他法。

所以，「喜歡吃什麼就吃」是錯誤的觀念。各位必須瞭解，食物中有吃了有益及吃了不良的差別。

食物可以改善癌體質

一般提起體質，通常認爲是因遺傳而決定，無法再更改，但筆者卻不如此認爲。

現代醫學往往不承認，食物可致癌或食物可治病等飲食療法。往往抱持的態度是「不論進食什麼食物，會致癌的人還是會染患癌症，我們的任務是，如何有效地擊垮增殖的癌細胞，並積極地研究開發嶄新的化學藥劑」。

但是，這個方式有如前述的，用棒鎚敲打四處鑽起的土龍，而等候隨時再起的土龍一般，根本不是正本清源之法。筆者認爲，若要擊垮癌細胞，除非在其發源處重力一擊，否則毫無意義。

換言之，並非在惡臭的物體上加上封蓋，而是消除發臭的原因。若無法斷其根源仍然於事無補。

現代的營養學，往往有將食物與人體本來的生理機能，分門別類地思考的傾向。

他們往往從食品分析學的立場，將食物的營養價值分爲蛋白質的含有量、脂肪含有量及維他命含有量等，以限定的質量讓身體吸收。換言之，並非生體內的攝取，而是根據試管內調查的分析值，決定食品的好壞。我覺得這當中有極大的問題。

食品的好壞，並非分析值的問題，而是食物進入體內，如何使人體的生理機能順暢，製造較好的體質，提高自然治癒力的作用等，這些方面的檢查才是決定的關鍵。

現代營養學認爲，動物性蛋白是不可或缺的營養食品，應儘量攝取。但是，動物性蛋白會在腸內引起腐敗現象，造成血液污染，結果變成致癌的原因，這一點卻未在估算之內。

若要改善癌體質，必須將動物性蛋白的攝取抑止到最低量。我自信滿滿地做這樣的主張，但營養學家們仍然不表贊同，眞不知道理何在。

陰性體質和陽性體質

如果仔細分析人的體質，各個人體是完全不同的，但若以大方向來掌握，可大致區分爲兩種類型。東洋醫學自古以來，即以「陰、陽」來表其間的不同。

亦即陰性體質和陽性體質。這兩種互相對應的類型，在此並不論孰者優劣的差別，倒是兩者之間，亦即陰性與陽性中庸的體質，才是健康的身體。

以下針對這兩種體質做簡單的說明。

▽陰性體質……性格內向。體溫略低、血液略薄。常有肉體疲勞感。喝酒後臉色變青白。太瘦。感冒後有虛脫感。便軟、常腹瀉。

▽陽性體質……性格外向。體溫偏高、血液較濃。常有精神疲勞感。喝酒後臉面變紅。健壯的體型。感冒後容易發高燒，有關節痛。便硬、常便秘。

總而言之，傾向於陽、陰性體質，在健康上都不算好現象。因此，處於陰、陽之間的中庸體質，才不致於染患疾病。不過，由於男、女間的生理不同，一般而言，男性稍偏向陽性，女性則稍偏向陰性。

無論如何，體質失調會導致疾病，偏向陰或陽體質，也會致病，以現代人的體質傾向而言，幾乎已漸漸遠離陽性體質，而慢慢逼向陰性體質。

譬如，現今兒童的體溫，常見三十五度左右的低溫。平均體溫是三六～三七度，而這個數值偏低，表示傾向於陰性體質。

很明顯地，這是肇因於食物的攝取法。習慣飲用清涼飲料水或牛奶，常吃甜食、以零食

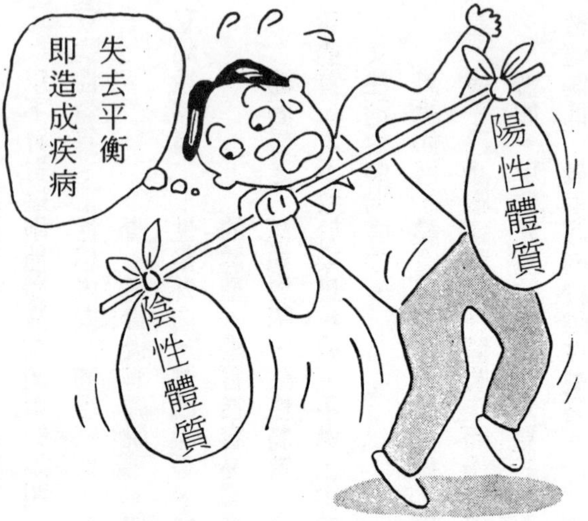

（副食）爲中心而無主食，除了這類錯誤的飲食習慣外，冰冷飲料或食物，甜點等都會造成冷卻身體的不良影響，慢慢導致低溫體質。

因此，若要預防傾向於陰性體質，應盡可能攝取加熱後的食物，並且注意白砂糖、糕點類、速食品等是身體變冷的精白食品的過量攝取，並審慎斟酌主食。

同時，應瞭解陰性體質容易變成慢性病體質的事實。癌症及慢性肝臟病、慢性腎臟病、糖尿病等都是慢性病，這些都會使自然治癒力減弱，體質漸漸偏向陰性的疾病。

那麼，何以陰性體質容易變成慢性病？因爲，陰性體質者較缺乏抵抗力，常有肉體疲勞而造成。

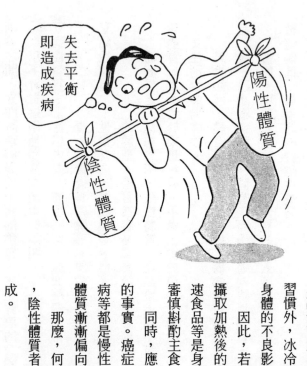

常有肉體疲勞，乃是因基礎體力減退、代謝功能衰弱。如此一來，血液中容易滯留毒素，在各個組織中造成異常、萎縮現象。以醫學用語而言，此種現象稱爲退化。換言之，慢性病等於退化性疾病。

而古時常見的，陽性體質所造成的疾病，又是如何呢？這和退化性正好相反，體力足，代謝力也旺盛，而血液中的毒素則在該處造成作用，因而出現高熱或局部劇痛等症狀。原本神氣活現的人，可能因突然腦溢血或心臟病倒斃，或被瘧疾、霍亂所淘汰。

但是，只要治療得當而病情回復，可立即回復健康的身體。這是古時陽性體質病患的特徵。

但是，現代人根本上已失去自然治癒力，常有毒素永遠滯留體內，難以消除的半病人。因爲，每天所攝取的都是污染血液的食物……。帶著慢性病等陰性體質特有的疾病，正是苟延殘喘的現代人的悲哀。

配合體質的飲食最重要

誠如人的體質有陰、陽之別，食物也有陰性與陽性食物的差別。而與食物中的陰、陽之分，正好相反的是，在陽光下（地上）成長者屬於陰性食物，在陰暗處（地下、海中）所成長者，則屬於陽性食物。以下列舉陰、陽兩類型的代表性食物。

▽陰性食物……葉菜類、水果、砂糖。

▽陽性食物……根菜類、穀物、果實、鹽、海藻。

以蔬菜爲例，在地上成長的高麗菜或葱，屬於陰性食物，在地下生長的牛蒡等，則是陽性食物。海裡的鹽也是陽性食物。

體質屬於陰性者，則攝取陽性食物，屬於陽性體質則攝取陰性食物，食物的陰陽與人體的陰陽之間的搭配，完全遵循著大自然的哲理而定。事實上，帶有低血壓而體力欠佳的陰性體質者，藉由攝取陽性食物的鹽，身體會漸漸地活性化。

從這一點看來，現代人應大膽地攝取鹽份。如前所述，因畏懼高血壓而刻意減低鹽份，這種觀念並不值得推廣。重要的是停止對身體有害的精製鹽，攝取自然的鎂等礦物質豐富的天然鹽，只要不過量，會對身體造成正面作用，帶給血液活力。

斷絕使體質變差的食物

停止精白食品、動物性蛋白食品

筆者是長壽研究班的班員之一（森下敬一博士爲團長），曾經調查列入世界長壽國的地域。最著名的是，位於蘇聯的高加索地區的亞傑魯拜賈、古爾吉亞、阿爾梅尼亞，這些地區的人們，各個身強力壯，以長壽爲傲。他們不僅長命百歲，每天神氣活現、健康無病。幾乎可以說，從無躺臥病床的老人。

而在先進國家中，以壽命日益增長著稱的日本而言，現狀又如何呢？在日本雖有越來越多的長壽者，但臥病在床的老人、癡呆老人也相當多。

這和高加索地區的老人完全不同。這些人通常在死前數日，能勤快地勞動，如早晨到葡萄園地工作，夜晚遲遲不歸，家人心疑下到果園一看，發現老人午睡時已撒手人寰，這類情況在長壽國的地區根本不足爲奇。

没有任何痛苦，有如睡眠般地離開人間。所謂完成天壽，正是這樣的現象。有如枯樹倒地、歸還塵土，極其自然地走完這一生。我覺得眞正的死亡，應該是這個模式。

長壽國的人們，到底平日吃什麼食物？唯一可以明白直言的是，絕對不吃精白食品。食物完全未曾精白。而且，是以主食爲中心，幾乎不吃副食。他們的主食是麵包，稱爲姆茶吉，是用雜穀碾成粉，做成糊狀燒烤而成。其中不放酵母菌，使其自然發酵。

用手拿這種麵包，感覺極有不同。它和我們平日所吃的白麵包比較起來，極爲厚實。而在咀嚼時，慢慢散發出鹽味的可口。當然，其中既無農藥也無食品添加物。

他們的食物，都是在有生命的狀態下進食。他們没有冰箱，自然不做保存，因此，蔬菜往往是從山野、農地摘取而來，隨即在新鮮的狀態下食用。食物原本就應該是這樣的狀態。

我們現代人一味地追求便利、美味，結果忘了食物原本的風味，反之對不自然的食品來者不拒。不自然的食品，即是加工、精白、著色後，外觀美麗的食品。這些食品只在口感、舌感、通喉後的美感等方面，滿足人們飲食的慾求。但眞正的食物，並非如此。我們只在意外觀及味覺如何，結果使食物漸漸失去原貌，變成一群對身體有害的食品。

而肉、蛋、牛奶等動物性蛋白食品，如前所述，會在腸内引起腐敗現象，是使腐敗菌繁殖的元凶。

東方人原本是農耕民族，是以穀菜食爲主，接近於草食動物，因此，在本質上並不適合肉食等動物蛋白食。換言之，我們的腸從不做攝取動物蛋白的要求。

肉品進入消化管內，不容易順利處理。它和蔬菜不同，纖維質少，容易滯留腸內而造成腐敗。一旦產生腐敗，腸內的毒素會滲入血液中，造成血液污染。

每天多量進食肉、蛋、牛奶的人，血液呈黏稠、濃污狀。除了毒素外，也會造成膽固醇增加、血糖質上升等雙重甚或三重的重挫。

濃稠而污穢的血液，並無法充分地擔任輸送氧氣的搬運員。身體各器官逐漸機能減弱，腦也因氧氣不足而變得遲鈍。

「食物可使腦變好，也能使腦變差」，這句話一點也不假。

只要看血液的狀態，即能瞭解個人飲食的類型，在此特別強調，血液的狀態與飲食生活之間，有相當清楚的相互關係。

正視輸入食品的安全性

目前，國內有許多輸入食品。而這些輸入食品，通常為了預防農產物的腐敗、蟲害，在收穫後會使用農藥，此種農藥稱為「收穫後農藥」。

穀物、蔬菜、水果及肉品等，由美國等輸出國輸入的食品，一般轉運也要花一個月的時間，為了食品之安定，必須使用各式各樣的農藥。

但這種農藥非常危險。

為了防止腐敗使用殺菌劑、預防發霉使用發霉預防劑。為了驅蟲使用殺蟲劑，抑止馬鈴薯等發芽而使用除草劑。防止檸檬等柄頭掉落而使用植物荷爾蒙劑……隨意數來就有這麼多量的農藥，而多數都有致癌性。

譬如，以日本的資料為例，食用進口大豆的日本猴子，曾有畸型的發生，本來以平常的大豆為飼料時，並無任何異狀，但改換進口大豆後，即出現數隻畸型猴，據說淡路島的猿猴中心，因更換輸入大豆與小麥的飼餌而陸續出現畸型動物。

有關大豆，還有以下的問題。據說最近兒童的過敏性皮膚炎的過敏源，大豆遠比蛋、牛奶來得多。其比例是，假設有十名過敏性鼻炎兒童，因蛋與牛奶造成過敏者有三人，因大豆而造成過敏者則高達七人。這到底意味著什麼？

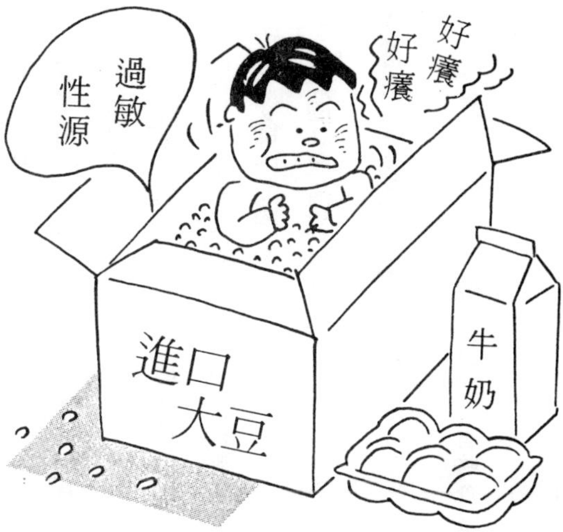

目前，日本國内大豆的自給率約五％。因此，日本人所吃的大豆幾乎都是輸入品。據說這類輸入品，多量使用收穫後保存的農藥。也許原因就出在這裡。殘留農藥侵入兒童的血液時，引起激烈的過敏性反應……？

可見，進口大豆隱藏著極大的危險性，而因農藥使用致癌的危險，不僅發生在大豆，其他食品也可見一斑。一九八七年美國聯邦研究會議，所發表的「食品中殘留農藥的規制」中，如此記載著：

「具有致癌性的二八種農藥，假設在進食前殘留著容許範圍内的含量，一年量約有二萬人會致癌。」

這是針對美國人所提出的報告，二萬人這數

字，是指美國二億四千人口中的二萬人。若是在日本，大約是一萬人左右。日本有一億數千萬人口，其中的一萬人則是千分之一的機率。這是不可忽視的數字。

根據這項報告，致癌的危險性最高的是番茄，其次是牛肉、馬鈴薯、柳橙、西洋芹、蘋果、水蜜桃、豬肉……。

連國產的農產品，都有農藥危險性的恐懼，現在連輸入農產品也有如此驚人的狀況，眞不知該挑選那些食物果腹。食料問題在不久未來的資源枯渴的恐懼之前，已面臨了農藥污染、致癌等食料危機。

這個狀況無異於在地獄內徘徊，令人進退維谷。

注意有食品添加物的食物

「食品添加物？喔，我知道有些食物摻有這類東西，但如果凡事挑剔，想吃的東西也沒得吃了呀！」

我有一位在大學就讀的朋友，曾如此若無其事的表示，而且快速地打開從便利商店買回來的碗麵，倒進熱水，三分鐘後吱嚕吱嚕地把碗麵吃得精光。

這個人是碗麵的愛好者，每天必吃一碗，否則坐立難安。即使我苦口婆心地勸他：「每天都吃這種東西，你的壽命大概在四十歲就掛了！」但對他而言有如馬耳東風。當事者毫無危機意識。根本多說無益。

現今的年輕人，似乎只要有碗麵和可樂，對飲食生活即感到滿足。

而速食麵中，到底使用何種食物添加物？除了防腐劑外，還有酸化防腐劑、著色料、品質改良劑，尚另有外包裝的調味劑，簡直多采多姿。其中的著色劑，並沒有設定使用標準，有些業者爲了增加色澤美感，使用了多量的著色劑。

而另外包裝的湯料，其中使用的調味劑，是用麩酸胺蘇打。做爲化學調味料的麩酸胺蘇打，和昆布等所含有的天然物質不同，有不少報告指出其造成傷害的事例。

一個碗麵中，含有一公克左右的麩酸胺蘇打，佔居日本人一日可能攝取量的一半。麩酸胺蘇打，又稱創造「美味」的神奇物質，可見其具有的危險性，若以食油化學性的方法合成，會造成不純物，可能含有強烈致癌性物質的「便茲必雷」的物質。

而速食麵的油中，所含有的酸化防止劑，通常使用ＢＨＴ的危險物質。它帶有非常強的毒性，實驗報告指出，實驗鼠飲用這種物質，體重急速減低，胎兒會死亡。據說，還有致癌性及催畸型性。

除了食品添加物外，碗麵的容器也使用BHT。這是當塑膠進行加工時，爲了避免熱分解，做爲安定劑使用。

不久前，曾經有哺乳瓶的奶嘴部份，溶解出BHT的物質，造成世人嘩然。BHT也使用於橡膠製品，加熱後容易溶解。

嬰兒所飲用的牛奶，通常會加熱後再哺育，而碗麵的容器，當然也會因熱水的沖泡而加熱。仔細一想，現今社會中，不論嬰兒或年輕人，在不知不覺中已一點一滴地在體內吸收令人畏懼的毒物。

盡可能攝取自然農法、有機農法、無農藥的食品

在現代的食品危害中，若要保障自身的健康，唯有不攝取使用化學合成農藥的農作物，才是最有可能且最有效的自衛良策。換言之，必須攝取自然肥料所種植的農作物。

一般的農法中，有自然農法與有機農法等二種。

自然農法是使用稻梗、腐葉廢土等……熟的堆肥，而有機農法則使用人糞、雞糞、豬糞

等。

使用不含化學合成物質的自然堆肥時，土壤內會繁殖微生物，迅速地回復土壤的自然性。不僅是微生物，連蚯蚓、螻蟻也開始活動。

而地溫上揚也是極大的利點。藉由微生物、蚯蚓、螻蟻等的繁殖、活動，使得地溫上升，是絕佳的礦物質補充源。

用腳踩踏這些泥土，立即明白。因爲，腳底會傳來一陣溫熱。

自然農法與有機農法所培育成的作物，比起化學農法有極大而明顯的不同。首先是，味覺不同。蔬菜原有的味道會濃烈地傳達口舌。

舉例而言，啃咬紅蘿蔔時，舌頭立即舔嘗到其甘美。而且有一種無可言喻的口感。利用化學肥料所種植的紅蘿蔔，不僅缺乏甘甜與香味，味道淡而無口感。

蘿蔔也是如此，用化學肥料種植的蘿蔔，纖維質硬且無辣味，而有機農法所種植的蘿蔔，啃咬起來有一股刺辣感及美味。

唯有吃這種農作物，才能深切地體驗到：原來蘿蔔是這麼甘甜而有辣勁。

既然味道不同，香味也不一樣。紅蘿蔔或菠菜等，利用自然、有機農法種植者，會散發一股刺鼻的香味，而化學肥料使用者，幾乎沒有任何香氣。

至於保持鮮度這一點，也有極大的不同。這也表示有無生命力的差別。化學肥料中含有過盛的窒素，因而容易腐壞。相對地，自然、有機農法的農作物，可以有一倍長的保鮮度。放置過久，當然會自然腐壞，不過，用自然或有機農法種植的紅蘿蔔，腐敗後的枝葉，彷彿果汁一般，呈現漂亮的粉紅色。甚至會散發一股紅蘿蔔的香氣，令人忍不住想吃一口。相對地，化學肥料所種植的蔬菜，腐敗後的液體呈黑濁狀，散發出一股臭水溝的惡臭。

由此可見，自然農法或有機農法所種植的農作物，和化學農法相較起來，在許多方面有極大的不同。

若要避免食品公害、病魔纏身，攝取自然、有機農法的農作物，乃是先決要件。日本有一個財團法人自然農法國際研究開發中心，在伊豆的大仁有一處寬廣的農場，日夜精心研究自然農法。

改善體質的食物的基本

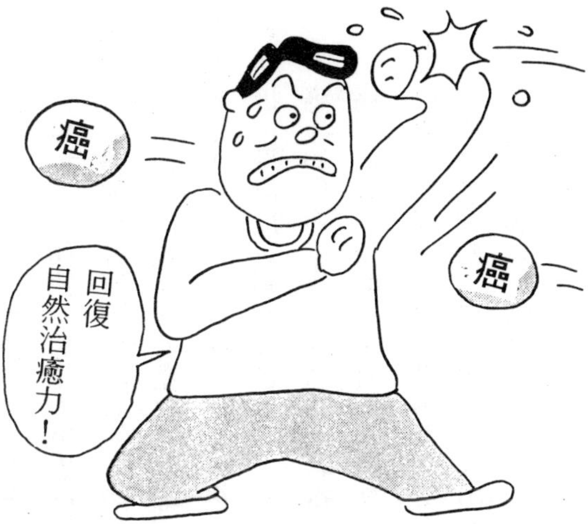

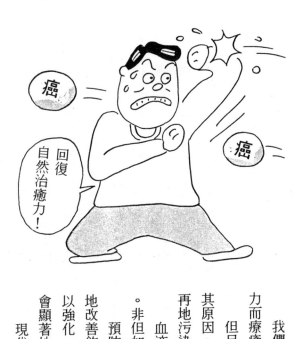

提高自然治癒力的食物

我們的身體，原本染患疾病後可因自然治癒力而療癒。

但目前卻常有些疾病拖延日久，難以治癒。其原因，無庸置疑地是身體攝取不良食物，一而再地污染血液所致。結果造成自然治癒力減弱。血液一旦遭受污染，染患疾病後即難以回復。非但如此，病情會漸漸加劇。

預防之策，只有飲食生活的改善。藉由全面地改善飲食，慢慢地淨化污濁的血液，體質才得以強化。如此一來，人天生具有的自然治癒力，會顯著地回復起來。

現代醫學認爲，重症的癌是不治之症。在一

般醫師的眼中，四處轉移的癌「已爲時晚矣」，通常不抱任何希望。

但事實並不如此。即使染患嚴重的癌症，都不可輕言放棄。因爲，只要具備能使患病的細胞，回復原來健康細胞的狀態，必有治癒癌症的機會。

利用放射線或化學藥劑擊潰癌細胞，其副作用會使身體受到重創，體力慢慢地衰弱。毫無疑問地，這乃是因癌死亡的型式之一。即使能部份地抑止癌細胞，其周遭的正常細胞也受到波折，只能以悲劇形容之。

癌症的對症療法，竟然隱藏著這樣的危險，這也是現代醫學中極重大的問題點。

癌症並非「局部病」而是「全身病」唯有嘗試以自然的方法，讓病變細胞回復健康細胞的原因療法，才是根本治癒癌症的正確方法。

我們的體細胞，會一再地推陳出新，即使是癌細胞也應該有此現象。但它卻無法推陳出新，理由非常簡單，因爲，創造再生力的必要條件是血液的健康性或回復能力，但這些功能已完全受到破壞。

改善血液污染，提高血液品質，增強循環的活性力或自然治癒力，癌細胞自然消失，且能轉變爲正常細胞。這一點，必須改善體細胞的素材。所謂素材，當然是指食物。因爲，「

食物」變成「血」，「血」變成「肉（體細胞）」。

那麼，該攝取那些食物？

這並非根據分析結果所算定的營養素，從而選定的食物，同時，也不是應具備「高蛋白、高卡路里」而被形容是「理想的營養食」的食品。

這裡所指的食物是，進入我們的胃腸內不會造成腐敗現象，自然地被消化吸收，變成「建立良質的血液的素材」，同時能塑造具備抵抗力的「強壯身體（健全的體細胞）」的食物。

因此，這些食物必須是，非常適合人體的食物，充滿著生命力且與風土、季節極爲吻合的新鮮食物，且必須是能提高人原有的自然性的食物。

「身土不二」的原則

人原本是在自然溫柔的擁抱下而生存。不論是住在山地、平地、海邊的人，都應攝取當地所收穫、時節的食品，度過一生。如此才能維持眞正的健康。

這個道理正是所謂的「身土不二」。換言之，身（人）和土（生活環境）絕非個別的存在，兩者是一體化的。

譬如，住在高加索區的人，是以當地所收穫的小麥、玉米等做成粉狀再製成麵包。蔬菜、水果也是使用該地的。

而且，收割後立即食用，從不做保存。當然也沒有冰箱做保存工作。換言之，儘量吃時節的作物，且吃新鮮的食物。

不僅是高加索山區，世界所有長壽國的人，都是如此地過活。

古時候，在農村度過一生的人，也是過著同樣的生活模式。住在盆地的人們眺望著聳立在眼前的高山，每天想著：「那山頭上到底是什麼樣的世界？」結果死前從未跨越過那座高山，而離開人間。

換言之，窮其一生，完全攝取自己耕地的農作物。從未進食過山頭另一邊的食物。

而這卻是最自然的生存之道。既與冰箱無緣，和食品添加物、化學肥料也無緣的飲食生活，村民們除了食物中毒或傳染病之外，幾乎沒有其他的疾病，年老後仍然身強力壯。這和目前成日躺臥病床的老人，有著極大的不同。

進食無害的食品，每天在和煦的太陽光下勞動、流汗，夜晚儘可能地休息。快食、快眠、快便、充分的運動量，沒有壓力的生活。持續這種生活模式的人，才能完成天壽。

人是從土而生，再化歸於塵土。攝取土地所種植的作物而成長，死後埋在土內與土合而爲一。這才是自然的哲理，也正是身（人）與土成爲一體的生命規律。

文明的進步，使我們的生活變得非常便利，但爲了追求便利，結果扭曲了原本生命的規律，這實在是個極大的矛盾。

人的飲食基本，應該是攝取當地的作物，食用時節的農作品，但現代社會，卻千里迢迢收割其他土地的作物，保存之後再進食。

從前，只有在夏天才能吃到番茄或小黃瓜，但現在，連冬天也能吃到這些食物。而海中美味的螃蟹，其時節是在冬天，而現在大熱天也能吃到螃蟹。而且，國內也隨時能吃到國外的食品。

這些完全違反了身土不二的法則。各位千萬不可忘記，一再地違背自然的則理，總有一天會得到報應。前項所提的收割後農藥的問題，應該是最好的例子吧。

忽視身土不二的原則，只一味地追求便利，才會遭受農藥的危害。而只責備食用如此危險農藥的農業，並非正視問題的眞相。如果各位是和該業者同樣的立場，相信會有同樣的作法。所以，應該責備的是自己本身。必須責備的是，生活在這個高度文明社會中的每個人。

主食的條件

自古以來即有「五穀豐收」的語詞，我們的飲食生活和穀類有密不可分的關係。即使是飲食習慣漸趨洋化的現在，我們也不可忘記，原本是農耕民族的傳統。即使偏愛洋食者，也鮮少有人以麵包爲主食，通常是吃麵包又吃米飯。

眞正的主食條件爲何呢？主食應該是五穀類。

五穀是指米、麥、粟、稗及豆。而最重要的條件是，進食未精白的五穀。未精白米所指的是糙米。糙米才是播種在泥土上，發出芽後眞正的米。

主食最好是以糙米或以糙米爲主體，如果對糙米有所排斥者，至少應吃二搗米或三搗米。如果割捨不下白米味道，不妨在白米內摻雜麥。或用五搗米，再摻雜麥更佳。

儘可能在糙米內混雜麥，對健康更爲有益。糙米的確是最高的健康食，不過，如果有志於最完善的主食，必須在糙米內混雜雜穀。糙米六成、再由麥一、小豆一、粟一、鳩麥一補足其後的四成，如此則是最完善的主食。

總而言之，若是以糙米爲主的主食，猶如如虎添翼，即可斷言比世上任何食物都來得豐富、營養。

古代的武士們，身帶厚重的盔甲，手揮長刀在戰場上奔馳。那股神勇的力量，到底從何而生？其秘密武器，乃是綁在腰際的便當裡裝盛的糙米乾飯，以及味噌和梅乾。

味噌是自古以來日本人生活智慧下的貴重蛋白質源，而梅乾也是極珍貴的鹼食品。這兩種食品和糙米搭配，簡直是最理想的健康食、精力食。幾乎不需要再有其他的佐菜。

副食的條件

接著來談副食，亦即平常的佐菜。第一條件是，蔬菜與海藻佔佐菜的一半量。其餘的一半量則由豆、小魚、貝、泡菜、梅乾等塡補。這種飲食生活，連癌症也能治癒。

而蔬菜必須攝取自然、有機農法的作物，而且是四季時節的食品。紅蘿蔔、牛蒡、蓮藕、山芋、蘿蔔、蕪菁、南瓜、小松菜、菠菜、洋蔥等都是很好的蔬菜。

海藻類則攝取嫩海帶、鹿尾菜、昆布、粗海帶等。海苔當然也是健康食。

海藻這種植物，和陸地植物有所不同。地上所生殖的植物，分爲根、莖、葉、花、果實

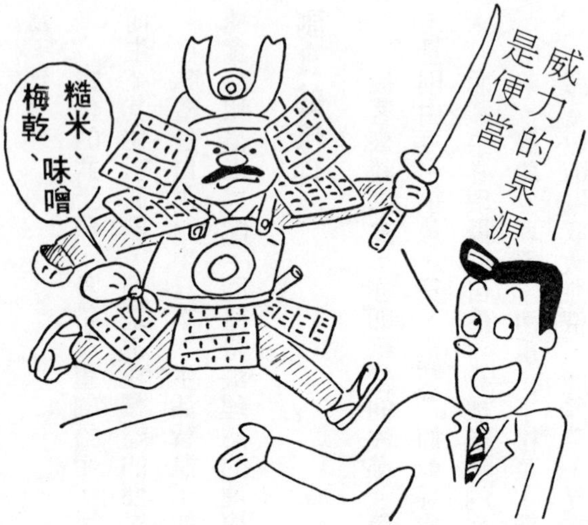

等，食菜根或食果實，味道及營養素各不相同，但海藻則沒有這些區分，任何部份都具有葉和果實的功能。因此，不論吃那個部份，效果都一樣。

而且，海藻中幾乎都含有海水礦物質。鎂、錳、鎳、亞鉛等礦物質之豐富，沒有任何植物可出海藻之右。當然，也含有豐富的鈣質。

其中尤以鹿尾菜是最上等的鈣食品，一〇〇公克中含有一四〇〇毫克的鈣質。牛奶的鈣質含有量，每一〇〇公克只有一〇〇毫克，而鹿尾菜則高居其十四倍。

但是，最近的兒童一看到鹿尾菜即失去食慾，幾乎不想吃，簡直傷腦筋。

鹿尾菜及其他海藻、小魚的鈣質，比牛奶的

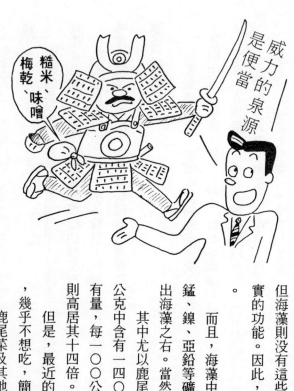

鈣更適合我們人體，品質相當好。雖然並不易吸收，卻能吸收人體所需要的物質，架構人的骨骼、牙齒。牛奶的鈣不僅礦物質的組成不良，雖然吸收好卻會連身體所不必要的物質也一併吸收，而有造成過敏性或慢性病等導火線的缺點。

豆類可做成豆腐、納豆來食用。不要攝取動物性蛋白質，而應攝取植物性蛋白。而大豆是最佳的植物蛋白源。因為，它所含的豐富蛋白源幾乎可被譬喻為「農地之肉」。

在進行人工透析的人工腎臟病患中，有些人停止肉食而改吃豆腐，症狀即有轉好的現象。也有人原本一週必須做三次透析，結果次數減少變成二次，或已不再需要透析。如果持續肉食，腎臟病絕不可能轉好。要領是，以大豆的低蛋白、低卡路里，代替肉的高蛋白、高卡路里。

小魚最好是手掌般大小的目刺、柳葉魚、潤目鰯、白魚干、雜魚等，稍大者則建議吃秋刀魚、鰯魚、小鰈魚等

吃蝦子、螃蟹也無妨。這兩種海中美味的主角，和白米一起食用會增加膽固醇，但和糙米進食則無此顧慮。

至於貝類，可吃蛤蜊、蜆、蛤蟆、赤貝、帆立貝，也可吃鮑魚、海膽、牡蠣等。

對健康有益的動物蛋白，儘量攝取原始的物質，與人類相近的動物的肉食並不好。貝類是古代食，對身體非常有益。這乃是生命的原則。

「人的肉是蛋白質，因而應攝取獸肉的動物蛋白」這種構想簡直比小學生的腦力還不足。人的蛋白質必須是適合自己身體，由自己所製造的物質。

如果豬肉的蛋白直接變成人的蛋白，人無異變成豬。那有這麼愚蠢的道理。

因此，適合人體的蛋白，越原始的素材越好。由原始的低次元，慢慢建立爲高次元，這才是生命。

人和牛、馬不同，牛馬的骨架碩壯，也是和人類所不同之處，但牠們卻不食肉。牠們所吃的是草、稻梗，但這些卻足以建立那麼魁梧的肌肉。但這才是生命的本質。

對人類而言，最好的蛋白質是穀類所製造的蛋白質。而人類也具有從碳水化合物中製造蛋白質的能力。

最後是泡菜和梅乾。若缺乏這兩個食物，理想的副食有如畫龍缺點睛。而泡菜或梅乾，也應自己製作，不要使用保存劑或著色料。同時，不用精製鹽，使用粗鹽等天然鹽。

這時，不必擔心「血壓過高」之類的問題，而去刻意減低鹽份。只要是天然的未精白鹽，若不使用過度，絕不會對身體造成危害。

市面上所出售的純白鹽（精製鹽）誠如前述，只含九九%的鹽化鈉，只不過是「鉀鹽」和天然鹽並不一樣。眞正的鹽，幾可比擬爲海內礦物質的寶庫。

如果無法自己製作泡菜、梅乾，使用市販物也無妨。因爲，即使使用精製鹽，若能與泡菜、梅乾相調和，對人體的危害極少。

以吃泡菜、梅乾的方式攝取鹽份，不必擔心血壓上升。其實，以體力勞動者，鹽份是絕對必要的。

4 這種飲食生活可治癒癌症、不會致癌

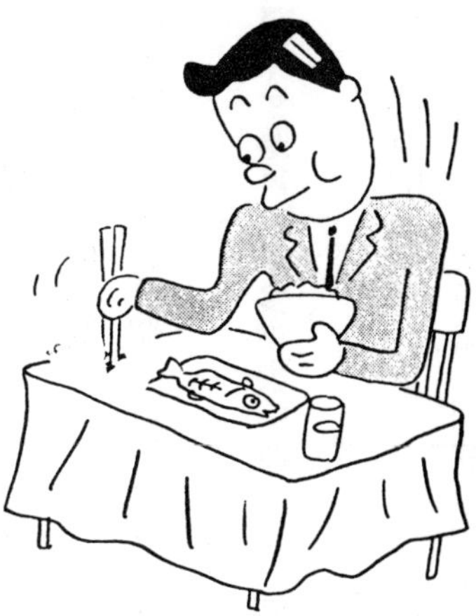

治癒癌症的食物、不會致癌的食物

食物何以能治癌

目前的社會，物資豐富，比起從前富足了不少。除了住宅環境不佳之外，享受休閒、美食……在食衣行各個方面，不停地追求愉快與舒適。這乃是現今國人的面貌。

事實上，在目前的社會，幾乎想吃什麼就能擁有。但也因進食了對身體不好的食物，才有越來越多癌症等令人恐懼的成人病。

前文已再三強調，我們的身體和食物有非常密切的關係。換言之，食物製造血液、血液製造細胞。

因此，唯有改革飲食生活，才是二十一世紀改革現代人體質的醫學。

令人畏懼的不治之症、癌症，若是起因於細胞的突變、細胞的異常增殖，則其肇因是血液污染，只要讓血液回復正常，細胞也必正常地增殖。換言之，將現今扭曲的飲食生活，回歸原來正確的模式，即可抑止癌細胞的增殖。

筆者基於如此堅定的觀念，將在此章爲各位說明，治療癌症與不致癌的飲食。

主食的攝取法

如前章所述，主食因以糙米爲中心。最佳的主食是糙米六、雜穀四的比率。而雜穀可配合麥、小豆、黑豆、粟、稗、黃豆粉、鳩麥等。這才是治療癌症或預防癌症的最佳主食。

現今的年輕人似乎不喜歡「主食」這個語詞，有不少人覺得：「只要有零食就行了」。但這是極大的錯誤，若不吃主要食物的主食，是不行的。通常患病者，多半是只吃零食而不吃主食的人。

絕對不可草率處理主食。以主食攝取營養。才是正確的飲食方法，請務必認識，我們人體並非以副食、零嘴來攝取營養。

而進食的量，主食必須比副食多，這是最大原則。換言之，一半以上吃主食，副食則佔一半以下。

對於治療癌症的飲食內容，我常建議患者，癌症若越嚴重，則應減少副食而多量攝取主食。其實，以糙米加雜穀的主食，一餐加一佐菜，並不需要裝盛滿滿的一碗。

而食用的方式是，仔細咀嚼。

將飯放一口在嘴裡後，先放下碗筷。然後請至少咀嚼五十回到一百回。一邊數著1、2、3、4……並用力而確實地咀嚼。這一點非常重要。

也許有人認爲這麼繁忙的社會，那有功夫細嚼慢嚥，但只要花三十分鐘，仔細咀嚼而用餐完畢，可立即回到工作崗位，不需要飯後的休息。原因是，胃部沒有任何的負擔。目前一般人的飲食習慣，通常只咀嚼十回乃至十五回，食物立即運送到胃部。以這麼匆忙的進食方式，飯後若不休息一個鐘頭，胃部必負擔不了。

在口腔內咀嚼五十回至一百回後，口內有如唾液狀時，再拿起碗筷。這才是治療癌症的秘訣。

充分活動自己的下顎與牙齒，仔細咀嚼的功夫，和用果汁機做成的流動食大不相同。咀嚼可以刺激腦部，而腦可因此分泌各種荷爾蒙，促進細胞的活性化。這就可治病。

時下老人癡呆患者越來越多，但據說仔細咀嚼食物，對老人癡呆症的預防有極大的效果。

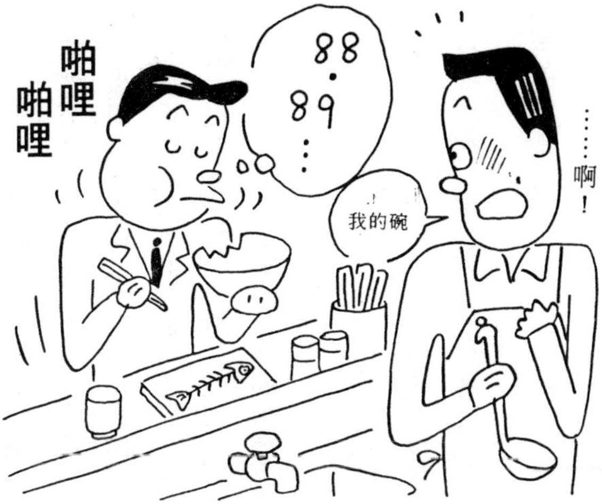

慢慢地咀嚼，自然分泌唾液，產生消化酵素，並分泌唾液腺荷爾蒙。這種荷爾蒙具有使細胞返老回春的功能。

仔細咀嚼糙米加雜穀的食物，再輸送到胃部，第一個最大的轉變是，排便變得通暢。對常便秘者而言，有如一大福音。用餐慢慢地變成一種享受。

其次，一覺即醒，而且，不再傷風感冒，身體變得輕盈，爬坡道也不再喘息。

更重要的是仔細咀嚼可以瞭解食物眞正的美味。糙米、雜穀及副食的蔬菜、海藻、小魚類等，必使人由衷地認爲：「啊，竟然這麼好吃！」這才是最大的喜悅。仔細咀嚼才能體會眞正的味覺。

最近的兒童，也許是只吃容易消化、柔軟的食物，鮮少有咀嚼食物的動作。因此，齒槽膿漏者極多。但兒童若能仔細咀嚼糙米，齒槽膿漏必可治癒。

雖然有症狀嚴重度的不同，但通常兩個月，最長半年左右即可治癒。因爲，利用咀嚼而鍛鍊牙齒周邊的組織，由咀嚼功夫所分泌的荷爾蒙及消化酵素，治癒牙齒的疾病。

而最近的兒童，齒列通常不好，這也是因不咀嚼食物，下顎不發達所引起的現象。

自古以來，美女的臉型通常被形容爲「瓜子臉」。那麼，如何才能擁有一張瓜子臉型呢？有人曾說，只要不啃咬食物即可擁有漂亮的瓜子臉。這句話說得沒錯。因爲，只要不咀嚼食物，下顎會漸漸退化而變狹小。

但下顎退化時，齒列必不佳。如此一來，必有越來越多染患齒槽膿漏的瓜子型美人。但這種臉色不佳的美人，怎不叫人敬而遠之？

仔細咀嚼，絕對不會有這種悲慘下場。

副食的攝取法

誠如前項說明，副食的條件是，絕對不可攝取過多，應比主食的量少。

一般的菜單是，魯蔬菜與海藻、豆腐或納豆，目刺等小魚、貝類、味噌、梅乾或黃蘿蔔，這些是最具代表性的副食。重要的是儘量能攝取這些食物，絕不可只偏重豆腐或魯蔬菜等單一的副食。

在此重申，副食不可多於主食，副食較多的飲食方式，絕無法治癌。也不可能治癒過敏性體質、遺傳過敏性皮膚炎。

請以主食佔居六成、副食四成的比率為基準。而副食的一半是蔬菜與海藻，其餘的一半則由大豆（豆腐或納豆）、小魚（也包含蝦、螃蟹）、或貝類分攤，再配合味噌、泡菜、梅乾等進食。這才是正確的糙米食的方式。

也許有人看見這樣的菜單，覺得無鹹無味，其實只要慢慢地咀嚼，即可充分地獲得滿足。越咀嚼越能瞭解每一個食物的原味，令人吃得津津有味。

一般患有胃癌、大腸癌、食道癌的患者，因有嘔氣而難以進食。這時最適合的是，只有「糙米、梅乾、味噌」的食物。充分地咀嚼糙米飯，變成自己的唾液般再進入胃部，幾乎沒有任何排斥感。而梅乾有顯著的殺菌作用，可以改善消化器的狀態。

只要持續二～三星期如此簡單的菜單，體力會漸漸地回復。

蔬菜類，尤其是綠黃蔬菜，對治療癌症最具功效。根菜類則有紅蘿蔔、牛蒡、山芋、南瓜、蘿蔔、蓮藕等。

紅蘿蔔具有極佳的造血作用，不但能促進血液循環，也能使排便通暢。而蘿蔔含有消化酵素（澱粉酵素），可促進胃腸機能。蓮藕具有調節血壓的功能，也能促進消化，對病人而言是最佳的根菜食物。

至於葉菜類，蔥、洋蔥、大蒜、小松菜、紫蘇、韭菜等，都具有許多對身體有益的作用。海藻類則是鹿尾菜、嫩海帶、昆布、海苔等。它們都有極好的淨血效果，對於食慾不好的病人而言，是最佳的副食。

當體力漸漸回復，產生食慾後，最好攝取全部可以進食的小魚、小蝦、貝等。這些海洋小動物，和海藻一樣都是極具價值的礦物質食品，也是良質的蛋白食品。不過，不可因好吃而過食。重要的是，充分地咀嚼後消化吸收。

調味料的使用法

味噌、醬油、鹽、砂糖、醋、植物油等，這些調味料請儘量用自然產品。味噌、醬油是古人的智慧所調製的調味料，也是屬於發酵食品。它們是以大豆爲原料，不僅營養價值高，藉由發酵而含有許多良質的微生物，對身體極有益處。只要適當地使用，也具有造血作用，還能提高內臟機能。

味噌及醬油，請用使用粗鹽的良質產品。最近銷售量極佳的減鹽醬油，其實並不值得推薦。因爲，只要使用天然鹽，並不需要刻意減鹽。

鹽最好使用，沒有精製的粗鹽或利用昆布的燒烤製成的藻鹽。藻鹽別名烤鹽，呈黑色，是對身體極有幫助的天然鹽。

糙米食藉由充分地補充鹽份，可發揮十足的效果。高血壓或心臟病患者，可能必須限制鹽份的攝取，但癌症患者並不在此限，相反地，在糙米食中多量攝取良質鹽，是不或缺的條件。

鹽能強化血管，是提高抵抗力不可或缺的物質。攝取適度的良質鹽，也能提高胃液分泌力，且能強化基礎體力。

砂糖也不要使用白砂糖，儘量攝取原來的黑砂糖。黑砂糖含有各種礦物質、維他命及酵素等有效成份，絕無白砂糖所造成的弊害。

也可利用眞正的蜂蜜取代黑砂糖。不過，必須使用百分之百純蜂蜜。垂手可得的蜂蜜中，通常含有麥芽糖或水糖，這對病人不會造成好的作用，不值得推薦。

接下來是醋。不是使用市販的一般醋，而使用糙米醋或梅肉精、南瓜醋、醋橘等生醋。尤其是梅肉精，具有顯著的淨血作用。

不久前，醋的效用一再地受到極大的推崇，其實人體並不需要飲用醋來吸收。醋中有效成分的有機醋，不必刻意從一般的釀造醋取得，各種自然食品中即含有該成分，只要從這些自然食品中攝取必要的量即可。

醋對身體有益，它能促進消化、分解疲勞物質的乳酸、使血液呈鹼性化等等。但陰性體質者，若多量攝取醋，反而會出現反效果，使身體漸漸容易畏冷。

最後來談食用油。嚴格禁止奶油、豬油等動物性脂肪，請務必使用大豆油、胡麻油等植物油。而且，不是利用有機溶劑所抽取的油，應選擇傳統石臼搾取的油。

另一方面，動物性脂肪含有許多飽和脂肪酸，它能增加膽固醇，造成血液污染，也是使癌細胞發生的要因。相對地，植物油是不飽和脂肪酸，它能減低膽固醇，也具有抑止癌的作用。尤其是植物油中，含有豐富的亞麻仁油酸，它能使脂肪代謝順暢，強化肝臟。

但一般市販的植物油，因是化學抽出油，含有較少的亞麻仁油酸，並不值得推薦。若要使用，應選擇含有豐富亞麻仁油酸，值得信用的自然食品店所出售的植物油。

不過，即使是含豐富亞麻仁油酸的植物油，若攝取過量，會在體內變化成過酸化脂質，造成細胞老化，這一點也應注意。若是染患癌症者，會加速癌症的蔓延。一般而言，油量攝取過多都是不好現象。

葉綠素、胚芽、酵素的效用

和穀菜食的常食並行，若能補充彌補體質缺憾的食物，必可大大地增強抗癌性。因此，爲各位介紹每日應攝取的，三種健康補強食品。

第一是葉綠素。

這是指植物的葉、綠藻、海藻的綠色部份，它們吸取太陽的熱能，將其轉化爲化學熱能，製造碳水化物或粗蛋白等營養素。不論動、植物，都受其恩惠，人類也不例外。

平常我們食用蔬菜，但其中所含的葉綠素並不充足。如果食用蔬菜的白色部份，體內幾乎無法吸收葉綠素。

葉綠素是使我們的血液清淨，可稱得上是天然的淨血劑。而且，它具有殺菌力、消炎力，還具有強烈的整腸作用。同時，能促進造血作用。換言之，在癌症預防與治療上，是不可或缺且有利的伙伴。

現代人常缺乏葉綠素。這也是自然治癒力減低的原因之一吧。確實補充葉綠素，對體質改善有極大的幫助。

接著來談胚芽。

前項提及，一般人缺乏葉綠素，其實缺乏胚芽更有過之。長久以來，習慣吃白米飯的我們，已染患胚芽缺乏症，即使以糙米食攝取胚芽，仍然稍嫌不足。尤其是癌症的預防與治療，胚芽的充分攝取關係重大。

胚芽內幾乎含有所有的維他命、礦物質，並有現代醫學無法解釋的生命源。

胚芽具有使血液狀態恢復正常的顯著功能。譬如，表示血液狀態指標的血漿蛋白的數值，正常是七・〇，但因飲食生活的混亂，可能變成八・〇的數值。這是相當異常的數值。但是，若攝取胚芽，數值會立即回復到七・〇。

附帶地，胚芽還能強化紅血球的生產力，具有治癒貧血的效果。從癌症患者多數人都處於貧血狀態的事實看來，可見胚芽對癌症的治療，有極大的功效。

第三是酵素。

酵素的功能在於抑止腸內腐敗菌的增殖。我們的腸中是有益的乳酸菌與有害大腸菌雜群而居，酵素進入腸內，會大量分泌乳酸菌所喜歡的物質，並促進其增殖。

我們的體內有各種酵素的活動，但攝取動物性蛋白或精白食品等不自然食物，血液會酸毒化，體內酵素減少，漸漸減低活性，這也是慢性病、癌症的原因，隨著血液污染日益嚴重，造成身體各種疾病。

因此，除了葉綠素、胚芽之外，補充酵素也是改善現代人慢性病體質的重大條件。

抗癌維他命與抗癌礦物質

我們的體內因有機化合物的維他命，和無機質營養素的礦物質的共同作用，而產生許多有益的功能，其中在癌症的預防、治療上，也具有極大的效果。

以維他命Ｃ爲例，它具有使衰弱的白血球回復功能，提高抵抗力的效果。我們從癌症患者大量服用維他命Ｃ，可以舒緩疼痛的事實即可得到證明。

據說癌也可能因細胞老化而引起，而維他命C可抑止造成細胞老化原因的過酸化脂質的生成，因而成爲抗癌維他命而受到世人的矚目。

另一個特點是，維他命C具有合成膠原質的能力，這也是做爲抗癌維他命的極大特徵。因爲，如果體內一再地合成膠原質，即可抑止癌組織的蔓延。

其次是維他命A。此種維他命具有治療黏膜異常的功能，因而也具有極佳的抗癌性。從實驗已證實維他命A的抗癌能力，一日投服數萬單位，即可抑止癌細胞的增殖。不過，一日持續投服五萬單位以上的維他命A，會出現副作用。

接著是維他命E。它也是促進免疫細胞活性化的維他命，具有預防細胞老化、癌化等重大機能。同時，它還具有輔助維他命A、C的能力，尤其是持續維他命A效力的功能上，不可或缺的物質。

接著來談礦物質。具有抗癌能力的有硒、鍺、亞鉛等三種。

硒具有強力的抗酸化作用，能抑止體內過酸化脂質的增殖。早如前述，動物性脂肪多量攝取，體內脂質過酸化脂質是造成癌細胞的要因，因而硒的功能極爲重要。

鍺具有促成抗癌物質的糖蛋白質的生成，也是不可或缺的抗癌礦物質。

亞鉛缺乏時，免疫力會漸漸減低，尤其會造成淋巴T細胞生長的降低。而淋巴T細胞是治癌細胞，它能抑止癌細胞的繁殖。

亞鉛和硒同樣地，幾乎不存在於精白食品內，因而持續攝取白砂糖、白米、精製鹽等，對身體是一種危害。平常必須積極地攝取魚干、黃豆粉、芝麻粉、蘿蔔乾等，含有豐富亞鉛的食品。

體質改善反應與回復時的注意

當穀菜食取代原來的飲食型態後，反應快的人在一周左右，慢的人在數個月左右，會出現體質改善反應。這是以往不良的飲食生活所製造的惡劣體質，應勵行穀菜食，出現已漸漸獲得改善的反應。

首先，有些人的體重會減低。

這是因不再攝取肉類、蛋、牛奶等物質的緣故，絕不可認爲：「是否因營養不良而變瘦？」非但如此，體種減低是非常好的訊息。

正因爲原本蓄積在體內的不良毒素，因穀菜食的攝取而漸漸減少，體重才會因而減低。

但身體雖瘦，體力仍然十足。這一點必須由各位親自體認。同時，必可自覺抵抗力漸漸增強。

若原本有過敏性體質的人，可能出現發疹反應。也有流出眼屎、出現口內炎、排黑便等情況。而患有風濕者，舊傷也有復發的時候。而染患結核的人，可能會再咳痰。

誠如上述，體質改善反應是指，以前染患疾病的症狀或舊傷的疼痛，身體原本具有的弱點會暴露出來。長期患有慢性病或經常服用化學藥劑的人，會出現頭痛、齒痛、齒齦鬆弛、手腳麻痺、腰痛等症狀。

但是，這些症狀乃是體質完全獲得改善的過程中，必須經過的一道關卡。因各種症狀的發生，體內各種毒素才一一地排出體外。

而上述症狀絕非身體無法忍受的嚴重病症，似乎還不值得稱爲身體障礙。相反地，除了症狀之外，也會出現各種好的徵兆，一般在勵行穀菜食的過程中，會因這類好徵兆而更有信心。

譬如，原本常便秘者，排便變得通暢。食慾不振的人，開始有了食慾。因慢性疲勞而整天慵懶無力的人，漸漸不再感到疲憊。賴床的人也變得快眠、快醒了。

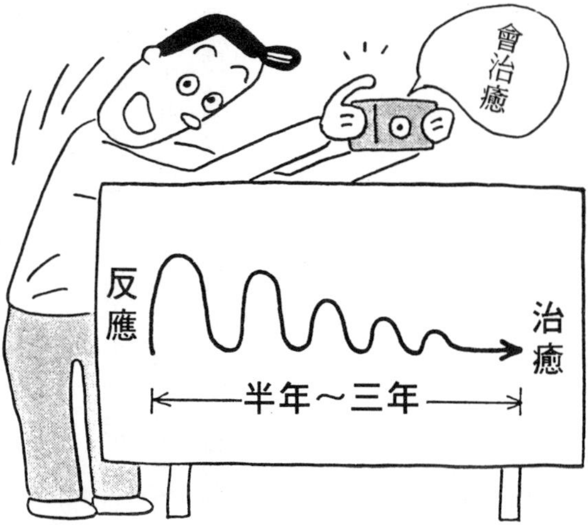

因此，千萬不可只拘泥於身體出現各式各樣的症狀，結果中斷穀菜食或用藥物抑止症狀。如此一來，身體會立即回復原狀。

症狀不會一次而消失，如上圖所示，呈波浪狀反覆數次後漸漸消失。一般改換成穀菜食後，較快的人數月到半年、較慢的人二～三年後，體質幾乎都能獲得改善。

但應注意的是，在未完全治癒時，以爲已治癒而開始攝取少量的肉、生魚片、蛋、牛奶、甜食等。改變穀菜食時，身體毫無疾病，尚屬健康的人，攝取少量的動物食品或白砂糖等，對身體不會造成重大危害，但染患癌症或慢性病的人，必須嚴格禁止。有些人只吃一口，即回復原來的狀態。

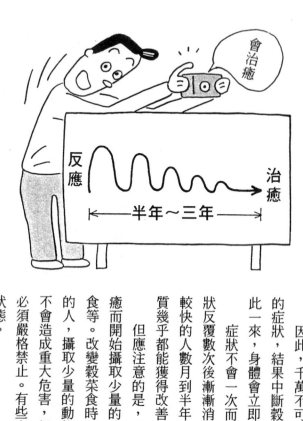

換言之，染患重病的人，體質上的缺憾尚未治癒，即使只攝取少量的不良食物，會立即產生不良影響。

若要根治慢性病，必須有長期的飲食療法。雖然力行穀菜食，可能在一～二年後回復健康，但必須注意，身體尚未到達根治的地步。

因此，回復時必須特別留意，復原後的飲食生活。不得已必須外食時，應選擇日本麵條或雜穀麵包、日式食物。同時，留意攜帶健康補強食品或小包的糙米。

不會致癌的飲食菜單

若要改善癌體質，正確的飲食生活是最基本的條件。所謂「癌革命是飲食革命」如何選擇飲食的材料、做成何種料理，當然是重要的條件。

以下爲各位介紹，糙米飯的炊煮法，基本的菜單或四季合宜的佐菜等。對於初次嘗試穀菜食，而不習慣糙米的人，也顧慮到以五搗米麥飯或麵條爲主食，或以麵包爲主食等容易進食的菜單。

原則上，一日二餐糙米雜穀飯，另一餐則吃麵條、雜穀麵包或蕃薯等。不必刻意勉強自己一日三均吃餐糙米飯。如運動量少，一日二餐即足夠。重要的是——

①慢慢咀嚼糙米飯。

②儘量減少攝取副食。

③吃八分飽。

這樣的飲食生活，必會改善你的體質，獲得百病不侵而強壯的體魄。

星期一的菜單例

（早晨）（四人份）

〔五搗米麥飯　拌海苔〕

〈材料〉五搗米……二杯　押麥……二分之一杯　礦泉水……二又三分之二杯　鹽……一小撮　A（海苔粉……一大匙　鹽……一小匙）

〈作法〉

① 一起混合洗淨後，用簍子撈起、與規定份量的水混合後，照一般的方式炊煮。

② 混入A。

〔野蒜味噌湯〕

〈材料〉高湯……四杯　味噌……六〇～七〇公克　嫩海帶……三分之一杯　野蒜……四枝　豆皮捲……八個

〈作法〉

高湯滾開後，放進泡水後的豆皮捲和嫩海帶再煮沸。味噌溶解後放入湯內，再加切成一公分左右的野蒜入湯，熄火。

〔蘿蔔泥〕

〈材料〉蘿蔔……一五〇公克　雜魚……一大匙　醬油、蔥末……各少許

〈作法〉

將蘿蔔泥裝在小碗上，倒入熱開水，再

放進雜魚，撒上適量的醬油。

梅乾　藥草茶

（中午）（四人份）

〔糙米雜穀飯〕　芝麻鹽

〈材料〉　A（糙米……一杯　鳩麥……四分之一杯　紅豆……四分之一杯　黍……四分之一杯　粟……四分之一杯）礦泉水……二又三分之一杯　鹽……二分之一小匙

〈作法〉

① 將A混雜在大碗公內，搓揉著清洗，再用簍子盛起，放進壓力鍋。加入規定的水、鹽後，燜煮五～六鐘頭。

② 加火沸騰後，改成慢火煮二十～二十五分。燜二十分鐘左右，去除殘餘的蒸氣，攪拌。

〔嫩海帶和小松菜的清燙〕

〈材料〉　嫩海帶（泡水後）……八○公克　小松菜……一○○公克　干菊……四○公克　A（高湯〔昆布、香菇〕……一・五杯　醬油……二大匙　甜醬……一大匙）白芝麻……一小匙

〈作法〉

① 一公分長的嫩海帶、鹽水煮過的小松菜切成一公分長，干菊燙過之後去其水氣。

② 將A混合放入鍋內，加上嫩海帶與

小松菜，煮約一～二分裝盛在小碗內，撒上芝麻再點綴地放入黃菊。

〔芹菜和山芋的清湯〕

〈材料〉 A（高湯）……四杯 醬油……一大匙 鹽……一小匙） 山芋泥……八〇公克 芹……六〇公克

〈作法〉

山芋先烤其鬚根，連皮磨成泥，放入碗內，倒進熱滾滾的湯汁A。鹽水煮過的芹，切成二公分長，撒入湯內。

〔味噌糊〕

〈材料〉 麥味噌……二大匙 松果……一大匙 酒……二大匙

〈作法〉

全部材料混合入鍋內，加火熬煮。

〔晚上〕〔四人份〕

〔糙米雜炊〕

〈材料〉 糙米飯……二碗 A（高湯……六杯 蘿蔔……一〇〇公克 紅蘿蔔……五〇公克 香菇……四枚） 銀杏……八棵 蔥（切小塊）……中二根 味噌二種（紅味噌、麥味噌）……八〇～一〇〇公克

〈作法〉

① 將蘿蔔、紅蘿蔔切成小塊狀，香菇泡水後切成六等份，和高湯一起滾煮，直到

變軟。

②　在米飯上加入A，稍微滾煮後，加入用其湯汁溶解後的味噌再煮開。放入蔥、熄火，趁熱裝盛在碗碟上，用銀杏裝飾。

〔黑豆拌蘋果〕

〈材料〉　水煮黑豆……二分之一杯　枸杞……一大匙　蘋果……一個　鹽……二分之一小匙

〈作法〉

用鹽水洗淨蘋果後，連皮磨成泥。加入鹽攪拌，再拌入用開水洗過的枸杞和黑豆，裝盛在小碟上。

〔黃蘿蔔撒芝麻〕

〈材料〉　黃蘿蔔……八〇公克　芝麻粉……一大匙

〈作法〉

黃蘿蔔切成二公分細長狀，撒上芝麻糊，裝盛在小碟上。

梅乾　藥草茶

星期二的菜單例

〔早晨〕〔四人份〕

〔糙米雜穀飯〕　芝麻鹽

〈材料〉　糙米……一杯　黑豆……五

分之一杯　小豆……五分之一杯　黍……五分之一杯　鳩麥……五分之一杯　礦泉水……二．四杯　鹽……一小撮

〈作法〉

①全部混合後一起清洗，裝盛在竹簍內，加入同等量的水。

②放進壓力鍋，沸騰後用慢火，加熱二十～二十五分鐘後熄火，燜二十分左右再打開鍋蓋。

【海苔味噌湯】

〈材料〉高湯……四杯　味噌……七○公克　豆腐……二分之一塊　青海苔……一○公克

〈作法〉

高湯滾煮後放進溶解後的味噌，加入豆腐和青海苔，等煮開後熄火。

【韭菜涼拌】

〈材料〉韭菜……一○○公克　柴魚片、醬油……各少許

〈作法〉

①用加鹽的熱水快速煮過韭菜，切成三公分長。

②裝在容器上，撒上適量的柴魚片、醬油。

梅乾　藥草茶

糙米雜穀飯的炊煮法

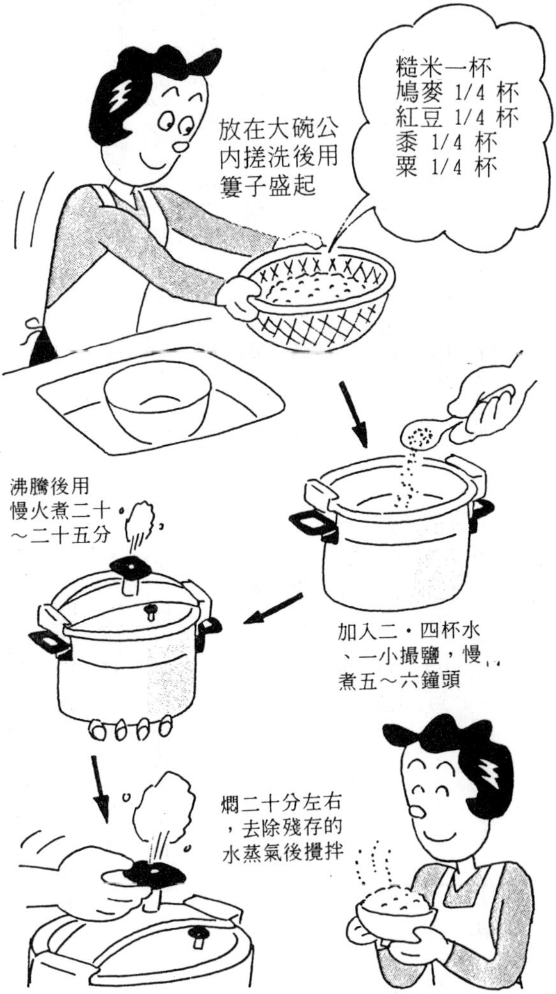
糙米一杯
鳩麥 1/4 杯
紅豆 1/4 杯
黍 1/4 杯
粟 1/4 杯
放在大碗公
內搓洗後用
簍子盛起
加入二・四杯水
、一小撮鹽，慢
煮五～六鐘頭
沸騰後用
慢火煮二十
～二十五分
燜二十分左右
，去除殘存的
水蒸氣後攪拌

（中午）（四人份）

〔手打麵〕

〈材料〉麵粉……四〇〇公克　A（山芋泥……二〇〇公克　鹽……一小匙　開水……少許）　湯汁（高湯……一杯　醬油……四分之一杯　調味醬……三大匙（藥味）松葉苔……一枚　蔥、芝麻……各少許）

〈作法〉

①將麵粉放進大碗公內，加入A，太硬則加開水，仔細攪拌成耳垂般大的顆粒。在砧板上撒一層薄麵粉，將麵粉小球磨平切成細塊。

②放進沸騰的開水內，滾煮後加一次冷水，再次滾煮後撈起放在簍子內，去其水氣。（煮過的湯當做麵條湯）

③裝在容器內，撒上松葉苔。

④佐料湯汁煮過一次。

⑤將藥味放進佐料湯汁。

〔什錦煮〕

〈材料〉大豆……一杯　牛蒡……一〇〇公克　蓮藕……一〇〇公克　紅蘿蔔……五〇公克　蒟蒻……二分之一塊　昆布……一〇公分　豌豆……二〇公克　A（醬油……四～五大匙　調味醬……二大匙　自然酒……二大匙）

〈作法〉

①大豆洗淨後，和三倍的礦泉水一起放進壓力鍋，煮十分後放置。

②蒟蒻煮過後切成一公分角狀，蔬菜也切成一公分角狀。用剪刀將昆布剪成一公分角狀。

③將②加入①內，慢慢煮到柔軟。

④將調味料A分二～三次加入內，一起煮。最後撒上蔬菜。

麵湯（煮過麵條後的湯汁加上鹽味，裝在容器上）　**梅乾**

（晚上）（四人份）

〔糙米飯〕　芝麻鹽

〈材料〉　A（糙米……一杯　黍……二分之一杯）　礦泉水……二又四分之一杯　鹽……二分之一小匙

〈作法〉

①　A洗淨後和礦泉水、鹽一起攪拌後放置五～六鐘頭。

②　加熱沸騰後用慢火煮二十～二十五分，然後自然放置。

〔蕪菁和紅蘿蔔的小塊煮〕

〈材料〉　蕪菁……二個　紅蘿蔔……中二分之一個　高湯……四杯　A（酒……二大匙　鹽……一小匙　醬油……二大匙　調味醬……一大匙）　蕪菁葉……少許　B（葛粉……二大匙　礦泉水……四大匙）

〈作法〉

① 蕪菁切成六塊，紅蘿蔔切成四塊呈三公分長，用高湯一直熬至軟化。

② 用A調味，調好味後用溶解的葛粉B做成芶芡。

③ 裝在容器上，將用鹽水燙過的蕪菁葉，切成三公分長，擺在上頭裝飾。

〔片海帶的味噌湯〕

〈材料〉 高湯……四杯　豆腐……四分之一塊　麵粉球（艾草麵粉球）……八個　蔥……一根　海苔片……少許　味噌二種（紅味噌、麥味噌）……八〇公克

〈作法〉

① 用高湯溶解麵粉球，放入豆腐，煮開一次。

② 將兩種味噌混合一起溶解，撒上蔥末與海苔片，滾開一次。

〔昆布的佃煮〕

〈材料〉 做高湯的昆布……四〇〇公克　高湯……一杯　醬油……四大匙、調味醬、酒……各二大匙　白芝麻……少許

〈作法〉

① 昆布切成適當大小，和高湯一起在壓力鍋內煮十分鐘，冷卻後加入醬油、調味醬、酒。

② 裝在容器上，撒上芝麻。

芝麻鹽的製作法

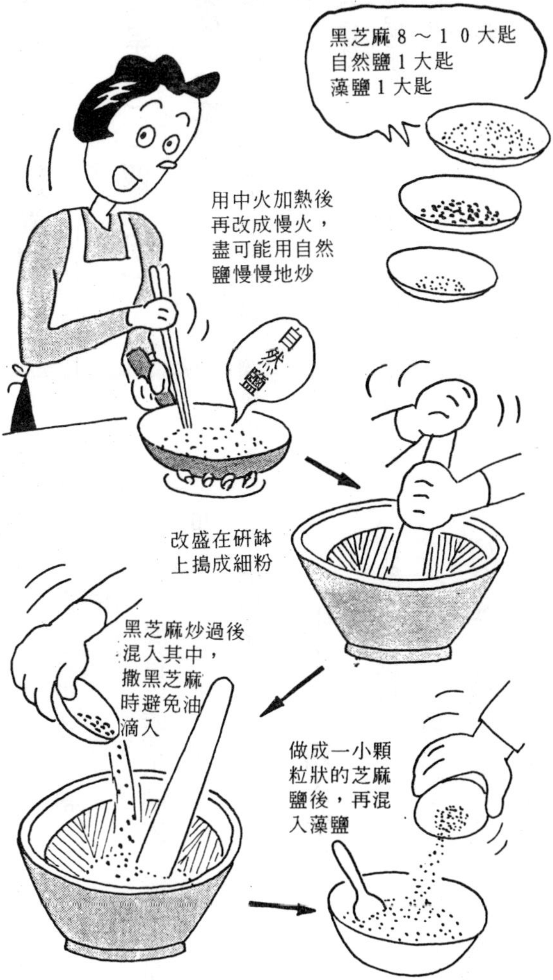
黑芝麻８～１０大匙
自然鹽１大匙
藻鹽１大匙
用中火加熱後
再改成慢火，
盡可能用自然
鹽慢慢地炒
自然鹽
改盛在研缽
上搗成細粉
黑芝麻炒過後
混入其中，
撒黑芝麻
時避免油
滴入
做成一小顆
粒狀的芝麻
鹽後，再混
入藻鹽

星期三的菜單例

（早晨）（四人份）

〔糙米粥〕芝麻鹽

〈材料〉糙米飯……二碗　礦泉水……六杯　鹽……一小匙

〈作法〉

依鍋子的大小，用慢火煮約二十分。做成淡鹹味。

梅乾

〔蘿蔔山芋泥〕

〈材料〉蘿蔔泥……八〇公克　山芋泥……八〇公克　蔥末……少許　白魚干……二大匙　醬油……少許

〈作法〉

全部混合後裝在小碗內。撒上適量的醬油。

藥草茶

（中午）（四人份）

〔拌飯〕黃蘿蔔

〈材料〉糙米飯……四碗　牛蒡……六〇公克　蓮藕……八〇公克　紅蘿蔔……六〇公克　鹿尾菜（曬乾）……一〇公克　黃菊（曬乾）……一〇公克　豌豆……二〇

公克　高湯……適量　醬油、酒、鹽、白芝麻……各少許

〈作法〉

①　牛蒡、蓮藕等切成粗條狀，注滿高湯後煮過，用酒、醬油調味。

②　紅蘿蔔切成細長狀，注滿高湯煮過後加鹹味。

③　鹿尾菜用水溶解後，切成一公分長，注滿高湯煮過，用酒、醬油調味後再煮。黃菊先煮過，豌豆用鹽水煮過後，切成絲。

④　將黃菊以外的佐料，拌在煮好的糙米飯上，裝在容器上，上頭撒黃菊與芝麻。

【蒟蒻、細蔥拌味噌】

〈材料〉　蒟蒻……二分之一塊　細蔥……一〇根　紅蘿蔔……三分之一根　A（味噌……三大匙　調味醬……二大匙　芝麻醬……一小匙）

〈作法〉

①　蒟蒻切成薄短條狀、用熱開水煮約十分鐘。細蔥用熱水燙過，切成三公分長，紅蘿蔔切成較小的短條狀。

②　用A攪拌後裝在容器。

【豆腐皮的味噌】

〈材料〉　高湯……四杯　味噌……八〇公克　豆腐皮……一〇公克　蔬菜……四〇公克　嫩海帶……一〇公克

〈作法〉

①豆腐皮泡溫水後，切成一公分寬幅，嫩海帶水解後，切成一公分長。

②高湯煮沸後放進豆腐皮，味噌水解後放入高湯內，再加嫩海帶、蔬菜，煮沸一次。

（晚上）（四人份）

〔糙米飯　撒青海苔〕

〈材料〉糙米……二杯　青海苔粉……二大匙　鹽……一大匙

〈作法〉

把拌著鹽的青海苔粉攪拌在剛炊好的糙米飯上。

〔紅豆拌菜煮〕

〈材料〉紅豆……一杯　昆布……一〇公分　蓮藕……一小節　鹽……二小匙

〈作法〉

①用水蓋過紅豆，煮開四～五分鐘，再放進壓力鍋內，加入三倍的礦泉水，再放進切成一公分角狀的昆布，一起煮十分鐘。

②冷卻後打開鍋蓋，放進切成薄塊狀的蓮藕，煮五～六分鐘，用鹽調味。

〔高麗菜和菠菜拌芝麻〕

〈材料〉高麗菜……二〇〇公克　菠菜……一〇〇公克　紅蘿蔔……三公分　A〔白芝麻粉……四大匙　醬油……二大匙

糙米飯的炊法

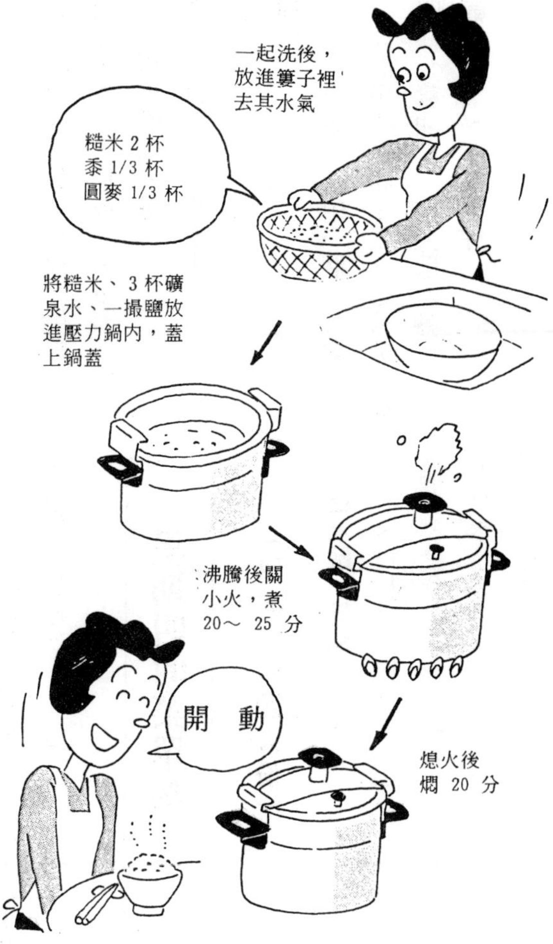
一起洗後，
放進簍子裡
去其水氣
糙米 2 杯
黍 1/3 杯
圓麥 1/3 杯
將糙米、3 杯礦
泉水、一撮鹽放
進壓力鍋內，蓋
上鍋蓋
沸騰後關
小火，煮
20～ 25 分
開　動
熄火後
燜 20 分

調味酒……一大匙）

〈作法〉

① 高麗菜切成一公分寬幅，用鹽水煮過，菠菜用鹽水煮過，切成三公分長。紅蘿蔔切成絲狀，再用鹽水煮過。

② 拌入A再裝盛在容器上。

〔新洋葱湯〕

〈材料〉 洋葱……中一個　紅蘿蔔……二公分　高湯用的昆布……一〇公分　礦泉水……四杯　醬油……一大匙　鹽……二小匙　艾草（蔬菜）……少許

〈作法〉

① 洋葱、紅蘿蔔切絲，用剪刀將昆布剪成細長狀。和高湯一起煮至軟化。

② 調好味在裝進容器之前，撒上艾草，再倒入容器。

星期四的菜單例

（早晨）（四人份）

〔糙米飯〕芝麻鹽

〈材料〉 糙米……一又二分之一杯　黍……三分之一杯　圓麥……三分之一杯　礦泉水……二又三分之一杯　鹽……少許

〈作法〉

① 混合一起清洗，用簍子盛起，放進

同量的水再一起放入壓力鍋，沸騰後改用小火，再煮二十～二十五分鐘。

② 熄火後燜二十分鐘。

梅乾

【蛤蜊味噌湯】

〈材料〉 礦泉水……四杯 蛤蜊……四〇〇公克 味噌……六〇公克 蔥……少許

〈作法〉

蛤蜊洗淨後，和礦泉水一起放入鍋內，加熱沸騰後再加入味噌。裝盛在容器上撒蔥末。

【豆芽菜涼拌】

〈材料〉 豆芽菜……二〇〇公克 芝麻……一大匙 青海苔……少許 A（醬油……一大匙 蘋果醋……一大匙 調味酒……二分之一大匙）

〈作法〉

豆芽菜迅速燙過後裝盛在容器，上頭撒芝麻、青海苔，再澆上A。

藥草茶

（中午）（四人份）

【天然酵母麵包】

天然酵母麵包……四塊

〔蕎麥米湯〕

〈材料〉 蕎麥米……三分之一杯 A（高湯……六杯 洋蔥〈一公分角狀〉……一個 紅蘿蔔〈一公分角狀〉……二分之一個 蓮子……四分之一杯（ 鹽、醬油、芹菜絲……各少許

〈作法〉

① 蕎麥米洗淨後放入鍋內，放入A再加熱，一直煮到柔軟。高湯不足時再添加，用鹽和醬油調味。

② 趁熱倒進容器，撒上芹菜絲。

〔紅蘿蔔與西洋芹的沙拉〕

〈材料〉 紅蘿蔔……一根 西洋芹……一根 A（蘋果醋……二大匙 荏胡麻油……一小匙 蜂蜜……二分之一小匙 鹽……一小匙） 香菜絲……少許

〈作法〉

① 紅蘿蔔切成三米釐的圓狀，香菜切成斜狀薄片。

② 紅蘿蔔煮五～六分鐘後，用簍子撈起，趁熱拌入A，加上西洋芹，不時地攪拌。

③ 裝盛在容器上，撒上香菜絲。

〔甜酒凍〕

〈材料〉 寒天……二分之一根 A（水……二分之一杯 糙米甜酒……一杯）

做高湯的材料

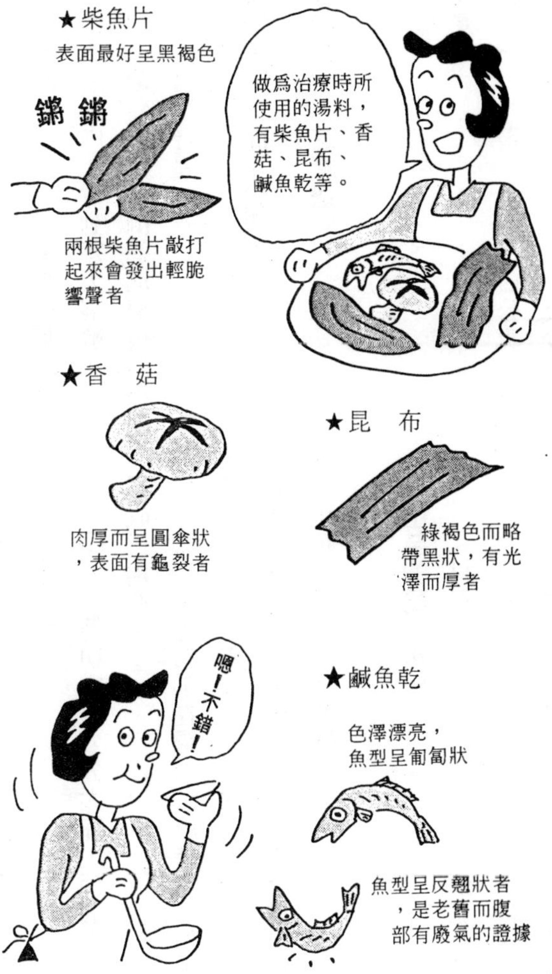
★柴魚片
表面最好呈黑褐色
鏘 鏘
兩根柴魚片敲打起來會發出輕脆響聲者
做爲治療時所使用的湯料，有柴魚片、香菇、昆布、鹹魚乾等。
★香　菇
肉厚而呈圓傘狀，表面有龜裂者
★昆　布
綠褐色而略帶黑狀，有光澤而厚者
嗯!不錯!
★鹹魚乾
色澤漂亮，魚型呈匍匐狀
魚型呈反翹狀者，是老舊而腹部有廢氣的證據

葡萄乾……二大匙

〈作法〉

①寒天泡在水內一個鐘頭使其回滲，擰乾後和A放進鍋內，煮到寒天溶解。

②加上葡萄乾，再倒進沾濕後的果凍模具上，使其冷確凝固。

〔晚上〕（四人份）

〔糙米雜穀飯〕芝麻鹽

參照前述

〔牛蒡乾煮〕

〈材料〉　牛蒡……一〇〇公克　蒟蒻……二分之一個　昆布……一〇公分　A（醬油……三～四大匙　調味酒、酒……各二大匙）　高湯……三杯　白芝麻……少許

〈作法〉

①牛蒡切成五公分大塊、蒟蒻煮過後切成三角形。

②將昆布鋪在鍋上，放進①，再加高湯一起煮。將A分二～三次加入鍋內，一直燉煮直到完全沒有湯汁。盛在盤上撒上芝麻，昆布切成絲做爲裝飾。

〔山芋的葛粉蒸〕

〈材料〉　山芋……一〇〇公克　葛粉……六〇公克　高湯……一杯　佐料（蝦……四隻　銀杏〈煮過〉……十二粒　草菇……

…二分之一包　花型紅蘿蔔……八個）　餡（高湯……一杯　減鹽醬油……二大匙　酒、調味酒……各二大匙　葛粉……一大匙）三葉……五、六枝　薑泥……少許

〈作法〉

①　蝦子去殼後，撒上酒、鹽。

②　山芋的鬚根烤過後、連皮磨成泥。用高湯溶解葛粉，和山芋和在一起，用酒、鹽調味，等分放在蒸鍋內，蒸十五分。

③　配合鍋子的大小放進餡的材料，一邊攪拌直到沸騰。

④　把切成三公分長的三葉，放在剛蒸好的②，撒上熱騰騰的餡，再用薑泥裝飾。蓋上鍋蓋端上餐桌。

〔納豆泥〕

〈材料〉　蘿蔔泥……一〇〇公克　納豆……一包　蔥（切成蔥末）……少許　雜魚……二大匙　醬油……少許

〈作法〉

將蘿蔔泥裝在小碗上，納豆放在中央，將蔥末和雜魚撒在上頭。

星期五的菜單例

（早晨）（四人份）

〔粟飯拌枸杞〕　芝麻鹽

〈材料〉　糙米……一杯　粟……一杯

礦泉水……二又二分之一杯　枸杞……三大匙　鹽……一小匙

〈作法〉

①全部混在一起清洗，用簍子撈起，加上定量的水，用壓力鍋一起煮（二十～二十五分）。燜二十分鐘。

②用鹽拌在用開水洗過的枸杞上，再拌入飯內。

梅乾

〔蕪菁的味噌湯〕

〈材料〉高湯……四杯　蕪菁……中一個　炸豆腐……一塊　蕪菁葉……少許　味噌……八〇公克

〈作法〉

①高湯煮沸，加上塊狀蕪菁切成的薄片，一直煮到其軟化。去油漬的炸豆腐切成細條再放進鍋內，加上味噌。

②蕪菁葉煮過後切成二公分，放進味噌湯內再熄火。

海苔片　藥草茶

（中午）（四人份）

〔糙米飯的菜飯〕

〈材料〉A（糙米……一杯　鳩麥……三分之一杯　粟……三分之一杯　黍……三分之一杯）礦泉水……二又三分之一杯　鹽……二分之一小匙　（煮過的高菜或蔬

菜……一〇〇公克　鹽……一小匙　白芝麻……二大匙）

〈作法〉

①　A洗過後放在簍子上，加上指定份量的水和鹽，放進壓力鍋內放置五～六鐘頭。

②　加熱沸騰後，用慢火煮二十分鐘，自然放置。

③　煮過的蔬菜切成絲，撒上鹽，和白芝麻一起混在飯上。

【西洋花菜和金時豆的沙拉】

〈材料〉　西洋花菜……一個　煮過的金時豆……二分之一杯　洋蔥……四分之一個　調味醬（梅醋……三大匙　醬油……一小匙　荏芝麻油……一小匙　酒……二大匙　蜂蜜……二分之一小匙）　甘菊（煮過）……少許

〈作法〉

①　西洋花菜分成小塊，用鹽煮過，拌金時豆（金時豆和三倍的水一起放在壓力鍋內煮十五分，自然放置）。

②　洋蔥切成絲，撒在①上，用甘菊調色裝置，再澆調味醬。

【豆腐的味噌湯】

〈材料〉　高湯……四杯　豆腐……二分之一個　嫩海帶……少許　紅味噌加麥味

噌……八〇公克　三葉……二分之一把

〈作法〉

將豆腐、嫩海帶放進高湯內，再加入溶解的味噌，煮到沸騰。上頭撒三葉。

（晚上）（四人份）

〔糙米紅豆粥〕芝麻鹽

〈材料〉　糙米……一杯　紅豆……三分之一杯　昆布……五公分　礦泉水……五杯　鹽……二分之一小匙

〈作法〉

①糙米和紅豆洗淨後放在簍子內，和其他材料一起放入壓力鍋。加火沸騰後，用慢火煮三十分再自然放置。

②盛在器皿上撒芝麻鹽。

〔蕗和紅蘿蔔拌味噌〕

〈材料〉　蕗……一五〇公克　紅蘿蔔……五〇公克　A（芝麻醬……一小匙　味噌、酒、調味酒……各二大匙　葡萄乾……一大匙）

木芽……少許　高湯

〈作法〉

①蕗用搓板搓過後再煮，去其皮切成三公分，注上滿滿的高湯煮五～六分。

②紅蘿蔔切成絲再煮過。

③用A拌蕗和紅蘿蔔，裝盛在器皿上，上頭撒木芽。

〔酒粕汁〕

〈材料〉高湯……四杯　蘿蔔……五〇公克　紅蘿蔔……五〇公克　香菇（泡水過）……四片　炸豆皮……一塊　酒粕……八〇公克　味噌……八〇公克　蔥……中二根

〈作法〉

①蘿蔔、紅蘿蔔切成一公分寬的短片，香菇切絲，炸豆皮充分去其油份後切成絲。以上用高湯一起煮至軟化。

②用少許高湯溶化酒粕，和味噌一起混合後，在料理起鍋前加入鍋內。煮沸一次後，再加蔥末。

〔生嫩海帶的二杯醋〕

〈材料〉生嫩海帶……一〇〇公克　細蔥……八根　蝦米……二大匙　二杯醋（菊醋、醬油……各一又二分之一大匙　調味酒……一大匙　芝麻……一小匙）

〈作法〉

生嫩海帶迅速用熱開水燙過，切成一大口狀，和煮過的細蔥一起裝盛在盤上，上頭撒蝦米，再淋二杯醋。

星期六的菜單例

〔早晨〕〔四人份〕

〔天然酵母麵包和芝麻蜂蜜〕

天然酵母麵包……四片

〔蔬菜湯〕

〈材料〉洋蔥……一個　高麗菜……一片　紅蘿蔔……三公分　高湯……四杯　鹽……二小匙　胡椒、香菜……各少許

〈作法〉

蔬菜切成絲，和高湯一起煮至軟化。用鹽、胡椒調味，裝盛在器皿上，上頭撒香菜。

〔蒲公英咖啡〕

〈材料〉蒲公英咖啡……四小匙強　礦泉熱水……三杯

〈作法〉

放在杯內，注入熱開水。

蘋果一個

〔中午〕〔四人份〕

〔麵條納豆〕

〈材料〉水煮麵條……四〇〇公克

A〔蘿蔔泥……一〇〇公克　山芋泥……一〇〇公克　納豆……一〇〇公克　蔥〈切成蔥末〉……二條份　昆布醬……少許〕

紅蘿蔔泥……少許　拌麵汁〔高湯……三杯醬油……三分之一杯　調味酒……二大匙　酒……二大匙〕　胡椒……少許

〈作法〉

① 水煮麵條裝在大碗內，把A裝飾在上頭，紅蘿蔔泥置於中央，增加色澤的美觀。

② 將拌麵湯汁溫熱，由側邊注入大碗公。

③ 攪拌後食用。

〔下酒菜拌松果〕

〈材料〉 下酒菜……一五〇公克 紅蘿蔔……五〇公克 A（醬油……二大匙 酒……二大匙 松果……二大匙 葡萄乾……一大匙 調味酒……一大匙 柴魚片……少許）

〈作法〉

① 下酒菜煮過後切成二公分，紅蘿蔔切絲煮過。

② 用A攪拌裝盛在小碗上。

〔蓮藕拌梅醋〕

〈材料〉 蓮藕……一〇〇公克 A（梅醋……二大匙 芝麻粉……一小匙 蜂蜜……一小匙） 青海苔粉……少許

〈作法〉

① 蓮藕連皮切成薄塊狀，用加醋的熱開水煮四～五分，趁熱浸泡在A。

② 盛起再撒青海苔粉。

（晚上）（四人份）

〔糙米雜穀飯〕 芝麻鹽

請參照一二二頁

〔根菜的五目煮〕

〈材料〉 蓮藕、牛蒡、蘿蔔……各八○公克 紅蘿蔔……四○公克 蒟蒻……二分之一個 香菇（泡水後）……四片 荏麻油……一小匙 高湯……二杯 豌豆……三○公克 生薑……一片 A（酒……三大匙 調味酒……二大匙 醬油……四大匙）

〈作法〉

① 蒟蒻煮過，用手撕成一口大小。蔬菜亂切成一口大小，香菇切成六片。

② 生薑切成薄片炒過，蔬菜一一地加進去炒，注入高湯後一起煮至軟化。A分成二~三回加入，煮熟之後再撒上豌豆。

〔鹿尾菜和菠菜拌味噌〕

〈材料〉 鹿尾菜……二○公克 菠菜……一把 紅蘿蔔……三○公克 A（味噌……二~三大匙 調味酒……二大匙） 雜魚……二大匙 蔥末……少許

〈作法〉

① 鹿尾菜煮過後切成三公分，紅蘿蔔煮過後切成二公分。

② 拌上A再裝盛在小碗上，上頭撒雜

礦泉水的作法

★使用天龍石粒

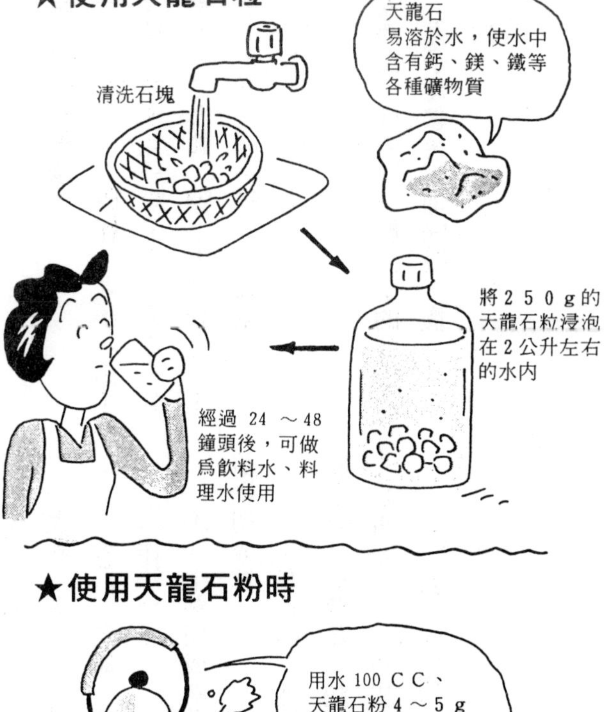
清洗石塊
天龍石
易溶於水，使水中
含有鈣、鎂、鐵等
各種礦物質
將２５０ｇ的
天龍石粒浸泡
在２公升左右
的水內
經過 24 ～48
鐘頭後，可做
爲飲料水、料
理水使用

★使用天龍石粉時

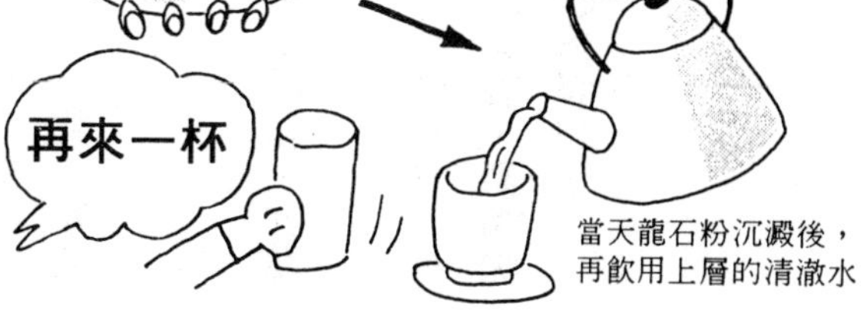
用水 100 ＣＣ、
天龍石粉 4 ～ 5 g
的比例，煮沸30
～ 40 分
再來一杯
當天龍石粉沉澱後，
再飲用上層的清澈水

魚和蔥末。

【山芋和糙米粉的丸子湯】

〈材料〉高湯……四杯 丸子（山芋……八〇公克 糙米丸子粉……二分之一公克 胚芽米……二大匙 鹽……二分之一小匙 礦泉水……五分之一杯） 蔬菜……六〇公克 味噌……八〇公克

〈作法〉

高湯煮沸後，揉成耳垂般大小的丸子放進湯內煮。丸子浮起後再加味噌，撒上蔬菜，再煮過一次。

【炒牛蒡】

〈材料〉牛蒡……一〇〇公克 紅蘿蔔……二〇公克 薑……一〇公克 麻油……一大匙 調味酒、酒……各一大匙 醬油……二大匙 芝麻……少許

〈作法〉

①牛蒡切成斜薄片，再切成絲，紅蘿蔔也切成絲。

②在炒鍋上把油加熱，先炒薑絲，再放牛蒡、紅蘿蔔一起炒，用調味酒、酒調味，醬油分二～三回加入，使味道調和。

③裝在碟上撒芝麻。

星期日的菜單例

〔早晨〕〔四人份〕

〔五搗米麥飯〕芝麻鹽

〈材料〉五搗米……二分之一杯　麥……二分之一杯　礦泉水……二又四分之一杯　鹽……少許

〈作法〉

五搗米洗淨後用簍子裝起，加入礦泉水，和一般的方式炊煮。

〔吳汁〕

〈材料〉高湯……四杯　蘿蔔……六〇公克　紅蘿蔔……五〇公克　炸豆皮……一塊　蔥……少許　味噌……七〇公克　泡水後的大豆……二分之一杯

〈作法〉

高湯煮沸後，水一杯、大豆浸水後二分之一杯，用果汁攪拌二分鐘，再倒入高湯內。然後放進切成短片狀的蘿蔔與紅蘿蔔，再加入去油漬後切成絲狀的炸豆腐皮，使其沸騰。加入味噌調味，再加蔥，煮過一次。

〔納豆泥〕

〈材料〉蘿蔔泥……八〇公克　納豆……一包　蔥、醬油……少許

〈作法〉

在蘿蔔泥上混入納豆、蔥，裝在小碗上，撒醬油。

梅乾、藥草茶

（中午）（四人份）

〔加黑米的糙米粥〕小梅

〈材料〉 A（糙米……一杯 黑米……三分之一杯） 礦泉水……五杯 鹽……三分之一小匙

〈作法〉

① A洗過後用簍子撈起，放入水、鹽一起在壓力鍋內煮三十分，自然放置。

② 裝盛在器皿上，將小梅置於中央。

〔總匯味噌〕

〈材料〉 紅味噌……一〇〇公克 A（蓮藕……五〇公克 牛蒡……五〇公克 洋蔥……五〇公克 紅蘿蔔……五〇公克 薑……二〇公克 大蒜……一片） 柚皮……二分之一個 高湯……一杯 麻油……一小匙

〈作法〉

① A全部切成絲，依硬度的順序拌芝麻油炒過。加高湯、味噌仔細攪拌。一直炒至高湯沒了，起鍋前撒柚皮。

② 裝一滿匙放在小碗內。

〔洋蔥和高麗菜拌梅芝麻〕

〈材料〉洋蔥……一〇〇公克　高麗菜……一〇〇公克　西洋李……四顆　A（梅乾……三顆　芝麻粉……一大匙　調味酒……二大匙

〈作法〉

① 高麗菜和洋蔥切成一公分寬幅，快速煮過。

② 用菜刀拍打梅肉，和A的材料混合後，再拌①。上頭撒西洋李的碎塊。

〔蘿蔔泥〕

〈材料〉蘿蔔泥……一〇〇公克　蝦米……二大匙　蔥末……二〇公克　醬油……少許

〔晚上〕〔四人份〕

〔花壽司〕

〈材料〉糙米飯……三杯　混合醋（梅醋……三分之一杯　調味酒……二大匙）紅蘿蔔……五〇公克　蓮藕……五〇公克　香菇（泡水後）……四片　鹿尾菜……一〇公克　甘菊……二〇公克　豌豆……三〇公克　枸杞……二大匙

〈作法〉

① 趁米飯熱烘烘時，撒上混合醋，一邊攪拌一邊用扇子搧。

② 準備佐料。紅蘿蔔切成絲，用鹽水

煮過。蓮藕切成薄塊狀，放在加醋的熱開水內煮五分鐘。泡水後的香菇，注滿高湯，加二小匙醬油、二大匙調味酒，煮五分鐘。鹿尾菜煮四～五分後，切成一公分，甘菊煮過去其水氣，回復原狀。豌豆用鹽水煮過，切成絲，枸杞用開水洗過。

③ 佐料拌上糙米飯，色澤調好後盛在器皿。味道過淡則加鹽。

〔芝麻豆腐〕

〈材料〉 A（芝麻醬……三分之一罐 高湯……四杯 葛粉……八〇公克 酒……一大匙 鹽……一小匙） 薑泥、醬油……各少許

〈作法〉

① 在鍋內和A充份攪拌，直到顆粒消失再加火，一邊攪拌直到沸騰。然後用慢火熬十～十五分。

② 放進淋過水的整型器內，冷卻後固定，切成四方形，上頭放薑泥，再澆醬油。

〔清湯〕

〈材料〉 麵粉球……八個 高湯……四杯 豆腐……二分之一個 嫩海帶……少許 蔬菜……六〇公克 A（醬油、酒……各二大匙 鹽……一小匙）

〈作法〉

① 高湯煮沸後，用A調味，放進佐料

再煮沸一次。

②　將木芽由容器口放入。

【菠菜的涼拌】

〈材料〉　菠菜……一五〇公克　柴魚片、芝麻、醬油……各少許

【春天的菜單】【四人份】

【西洋芹拌白芝麻】

〈材料〉　西洋芹……一五〇公克　蒟蒻……二分之一個　紅蘿蔔絲……二〇公克　白芝麻……二大匙　白味噌……三大匙　調味酒……二大匙　豆腐……二分之一個

〈作法〉

①　用研缽仔細研磨白芝麻，加上味噌、調味酒後攪拌。

②　豆腐煮過後去其水氣，加上①後再充份地研磨。

③　西洋芹用鹽水煮過，切成二公分，蒟蒻煮十分鐘後切成絲，紅蘿蔔也同樣煮過。拌②。

【煮嫩竹筍】

〈材料〉　竹筍……二〇〇公克　A（高湯……二杯　醬油……三大匙　調味酒……三大匙）　生嫩海帶……一〇〇公克　木芽、柴魚片絲……各少許

〈作法〉

竹筍切成適當大小，用A煮五～六分。加進嫩海帶煮一～二分，裝盛在容器上，上頭撒柴魚片絲、木芽。

〔蕗拌胡桃〕

〈材料〉 蕗……二〇〇公克 A（核桃……五〇公克 醬油……二大匙 調味酒……二大匙）

〈作法〉

① 蕗用竹篩篩過，迅速煮過，拿掉硬骨後泡在水裡。切成三公分再用A攪拌。

A用研缽仔細研磨胡桃再調味。

〔夏天的菜單〕（四人份）

〔茄子炒味噌〕

〈材料〉 茄子……二根 青椒……二個 蔥、薑……各少許 荏麻油……一大匙 味噌……三大匙 酒……二大匙 調味酒……二大匙 枸杞……二大匙

〈作法〉

① 茄子用亂切法切成細塊，青椒切成一公分的角狀。

② 油在鍋內加熱後，放進蔥、薑炒過，再炒茄子，茄子軟後加上青椒，調味。

③ 調味後裝在器皿，撒上用開水洗過的枸杞。

〔中式小黃瓜〕

〈材料〉 小黃瓜……二根 A（蔥、

薑……各少許　紅辣椒……二分之一根）麻油……二分之一大匙　B（醬油……二大匙　米醋……二大匙　調味酒……一大匙酒……一大匙）

〈作法〉

小黃瓜切成五公分長的四片，在麻油在炒鍋內加熱後放進A去炒，然後加小黃瓜，迅速炒過，稱熱浸泡在B內使其冷卻。

〔南瓜沙拉〕

〈材料〉　南瓜……三〇〇公克　葡萄乾……二大匙　A（蘋果醋……二大匙　芝麻醬……一大匙　鹽……一又二分之一小匙）　香菜……少許

〈作法〉

南瓜切成二公分角狀，蒸過。用A攪拌，上頭撒葡萄乾，裝在器皿上用香菜裝飾。

〔秋天的菜單〕（四人份）

〔草菇拌榎草煮〕

〈材料〉　草菇……一包　榎草……一包　A（薑……二分之一塊　醬油……三大匙　酒……二大匙　調味酒……二大匙）

〈作法〉

① 草菇分開一～二朵，榎草切成三公分。

② A放在鍋內煮沸，加進①，一直炒到沒有水份。

〔紅蘿蔔炒什錦〕

〈材料〉紅蘿蔔……中一根　洋蔥……中一個　南瓜……一〇〇公克　木耳……二片　豌豆……五〇公克　荏麻油……一大匙　松果……二大匙　鹽……一小匙　胡椒……少許

〈作法〉

①材料全部切成絲

②荏麻油在鍋內加熱，把①根據硬厚度的順序炒過，撒上二大匙酒。用鹽、胡椒調味，上頭撒松果。

〔甘薯和蘋果混合煮〕

〈材料〉甘薯……中二個　蘋果……一個　葡萄乾……二大匙　桂皮……少許　鹽……一小匙（可依嗜好加少許蜂蜜）

〈作法〉

①甘薯切成五米釐圓片，蘋果切成四塊去除果心，切成五米釐的薄片。

②鍋內放進甘薯、蘋果、葡萄乾，交互重疊，再加少許礦泉水調味，一直煮至軟化。裝盛在容器上，撒桂皮。

（冬天的菜單）（四人份）

〔蘿蔔的大塊煮〕

〈材料〉蘿蔔……四〇〇公克　A（高湯……二杯　紅辣椒……四分之一個　調

味酒、酒……各二大匙）　醬油……四大匙
B（葛粉……一又二分之一大匙　水……二大匙）　蔥末……少許

〈作法〉

蘿蔔切成三公分厚的六角狀，用A煮至軟化。醬油分成二次調味，裝盛在容器上，剩餘的湯汁用B做成芶芡，從上淋，再撒蔥末。

【根菜的甜煮】

〈材料〉　蓮藕……一〇〇公克　牛蒡……一〇〇公克　紅蘿蔔……一〇〇公克　蒟蒻……二分之一個　香菇……四片　薑……二分之一塊　荏麻油……一大匙　醬油、酒、調味酒……各三大匙　豌豆……少許　高湯

〈作法〉

①　蔬菜連皮亂切成小塊，薑切成絲，香菇泡水後切成四～六塊。豌豆用鹽水煮過。

②油在鍋內加熱，炒薑再依序炒蔬菜，加上滿滿的高湯，再放進二分之一的調味料，煮過一會兒後，加入剩餘的調味料再煮。上頭撒豌豆。

【里芋球】

〈材料〉　里芋……三〇〇公克　蘋果……二分之一個　柿……一個　葡萄乾……

二大匙　蜂蜜……二大匙　鹽……一大匙

〈作法〉

里芋連皮蒸過，去除後用研鉢研碎。加調味料後，再加入蘋果、切塊的柿子，迅速地攪拌一起。

利用飲食療法消滅癌細胞的實例

〈手記①〉「活不過今年」的嚴重病態居然奇蹟般地回復

●埼玉縣春日部市　早野澄惠（四三歲　主婦）

一九八八年四月，我因胃癌動手術割除三分之一的胃。當時，主治醫師告訴我：「癌細胞恐怕會移轉到淋巴腺。」且被宣告「活不過今年」。

當時，白血球數二七〇〇、心脈不整、因貧血而有嚴重的畏冷症、胃下垂。身高一五二公分，體重四十六公斤的我，以往非常喜愛甜食，常吃蛋糕、蜂蜜蛋糕等。而且，尤其喜好壽司、生魚片（尤其是鮪魚）。

在自覺症狀嚴重而手足無措時，於一九八八年六月拜訪藥方堂，承蒙佐藤老師誠心的建議。

佐藤老師的建議內容如下。

絕對不可吃甜食，如蛋糕、蜂蜜蛋糕等。只有蔬菜（蕃薯、南瓜、洋蔥、紅蘿蔔）的甜味在允許之列。也禁止吃生魚片、肉、蛋、牛奶等。

主食是糙米六、鳩麥二、黑豆一、粟或黍一的比率。必須徹底地咀嚼。副食是根菜類、海藻、豆腐、味噌湯、小魚等。

此外使用老師指定的葉綠素、胚芽及具有抗癌作用的「舞茸原末」。同時服用能使血液清淨，對畏冷症、貧血具有療效的藥草茶。

我從一九八八年六月五日開始實行這個飲食療法。同年七月二十九日，白血球從二七〇〇增加為四五〇〇，臉色也稍微轉好。體重雖然從四十六公斤減至四十公斤，但體力並沒有衰弱。

同年十二月二十日，體重又減低，突破四十公斤，但身體狀況並不差，反而體力增強，上下樓梯一點也不覺得辛苦。醫師宣判的「活不過今年」並沒有應驗。

一九八九年六月十四日，在醫院接受檢查，結果「血液並無異常」。而做胃鏡檢查時，因症狀並不明確，被指示三～四個月後再做檢查。

同年十二月二十三日，在醫院再度檢查的結果，獲得的答案是「一切毫無異常」。白血球增加至五六〇〇，總膽固醇、GOT、GPT值也一切正常。連原本掛慮的貧血症狀也消失了。

直到一九九一年三月現在，每天健康愉快地處理家事。

〈手記②〉肝硬變顯著地回復，重新返回工作崗位

●茨城縣下館市　大平耕造（五一歲　公司職員）

三年前，醫生說我有脂肪肝，經過二年左右，演變成肝硬變。連胰臟機能也減弱，已到了無可救藥的地步。

一九九〇年八月，當時的症狀是臉色極差，帶著肝硬變特有的灼黑膚色。極容易疲倦（告假休息）。舌頭乾裂、重聽、腹脹難耐、肩酸、排便不暢等。

身高一六七公分、體重七十公斤的我，以往非常喜愛肉類與生魚片，也常吃甜食、水果。

從一九九〇年八月二十五日開始，接受佐藤老師的指導，勵行以下的飲食療法。

一概停止肉、生魚片、蛋、牛奶的攝取，也禁止白砂糖等精白食品。甜點、甜味較強的水果也全面設限。

主食是糙米六、鳩麥一、紅豆一、粟、黍一的比率。副食是蔬菜、海藻、豆腐、納豆、小魚、貝類、泡菜、梅乾。特別吃蜆的味噌湯或牡蠣火鍋。

同時，服用指定的葉綠素、胚芽、酵素。還服用提高肝機能的漢藥。

開始實行飲食療法，一個月後的九月二十五日。原本纖細的排便變得粗大而暢快，體重由七十公斤減至六十五公斤。腹部不再有膨脹感，肩、頸酸也緩和，同時治癒了舌頭的乾裂。

同年十月十九日，在醫院檢查的結果，血液幾乎回復正常，連醫師也大爲吃驚。體力增強，身體也變得輕盈。體重減至六十三公斤，幾乎是標準體重，腹部的膨脹感已完全消失，每天都是暢快的排便。

白血球數五八〇〇（正常）、總膽固醇一二三，數値已減低，GOT三二（正常）、GPT五〇（略微偏高……）但是，和一年前相較，已判若兩人地恢復正常値。

一九九一年再度回到工作崗位，直到三月份的現在，神氣活現地在工作上打拼。

〈手記③〉因子宮癌被宣判「只有三個月的壽命」，但至今已過四年半！

●宮城現仙台市　藤川志津子（三五歲　務農）

我於一九八六年八月，到市內的綜合醫院住院，接受子宮癌（卵巢癌移轉）手術。當時併發敗血症，被醫師宣判：「只有三個月的壽命」。

年紀輕輕卻只有三個月的壽命……彷彿眼前呈現一片黑暗般的心情。當時兒女還小，家人們有如鍋上螞蟻，每天焦慮不安。

渴望有拯救的辦法。至少再活五年。我帶著孤注一擲的心境，雖然仍在住院中，也嘗試飲食療法。本來我常吃肉、蛋、牛奶，尤其每天會吃二、三個蛋。也喜愛蛋糕、糕點類，身體肥胖。

老師的建議如下。

① 大量投服指定的葉綠素及服用酵素。

② 飲用「靈芝」等具有抗癌作用、抗血作用的藥草茶。

③ 勵行正確的飲食。「絕不可進食前來探病者贈送的糕點類或甜食」。儘量排除肉、蛋、牛奶、乳製品等動物蛋白食品的攝取（因住院而無法完全免除），多量攝取豆腐、豆乳等植物蛋白。

從一九八六年八月二十二日開始，我積極地攝取葉綠素和酵素、藥草茶。經過二、三週後，停止攝取動物蛋白，改吃植物蛋白。

同年十一月十五日，原本被宣判「只有三個月的壽命」，但血液檢查的結果，醫師卻告訴我：「血液已變得潔淨」令我吃驚不已，而醫師也一臉狐疑的表情。結果醫師指示我退院觀察，因此當天即辦退院手續。

佐藤老師指示我：「一、二個月以主食為主，不要顧慮副食」。主食是糙米六、紅豆一、圓麥一、鳩麥一、粟、黍一比率，一餐一菜。另外有味噌湯、梅乾、黃蘿蔔等佐菜。一日一餐糙米食，剩餘一餐則吃日本麵條、雜穀麵包或蕃薯。

一九八七年三月二十五日，徹底實踐正確的飲食療法。原本肥胖的身體漸漸消瘦，整個人變得神氣活現。直到一九九一年三月的現在，身體毫無病痛，可以幫忙家業（務農），每天過著愉快的生活。

〈手記④〉不可切除的腸內肉瘤漸漸回復健康

●神奈川縣平塚市　多勢利光（五二歲　自營業）

一九八九年十月，醫師診斷我患有「腸間膜的脂肪肉瘤」，同月二十三日接受手術，但因不可割除，結果腹部挨了一刀。

同時，因橫行結腸的癒著嚴重，於一九九〇年過年後，再度住院。此後一個半月之間，接受二十八次放射線治療，也一直遲續溫熱療法。

住院前，非常喜歡肉類、生魚片，幾乎三餐都吃，也愛喝牛奶，一日喝五〇〇ｃｃ。此外還常吃起司、沙拉。吃零食已成習慣，常吃甜食。身高一七五公分、體重七十七公斤的我，自從生病後，體重開始減輕，住院時只有七十公斤。

在朋友的介紹下，認識了佐藤老師，接受飲食療法。老師的建議如下。

①　勵行正確的主食與副食。

主食是糙米六、圓麥一、鳩麥一、紅豆一、粟、黍一的比率，咀嚼五十次以上，有時咀嚼一百次，直到變成唾液狀再吞入。

最初的一個月，主食之外只吃味噌湯和梅乾，然後才能添加副食。菜單是蔬菜、海藻、豆腐、納豆、小魚、貝類等，逐日增加飯量，但副食必須少於主食。以往常吃的肉、生魚片、蛋、牛奶、甜點等一切禁止。

② 經常服用指定的葉綠素、酵素。

③ 服用漢藥，避免腸的癒著。

從一九九〇年二月一日開始，持續以上的飲食療法。

同年五月三十日，腸癒著漸漸消失，氣色也轉佳。但經常排廢氣的症狀，仍未改善。於是接受以下的指導，立即付諸實行。

① 特別用心地咀嚼食物。

② 不攝取過多的佐菜。

③ 嚴格遵守吃八分飽。

④ 腹部絕不受寒（溫熱腹部）。

⑤絕不酷使體力，嚴禁過勞。

事實上，以往我非常不習慣咀嚼食物，吃東西相當快，因此，即使老師指導我要咀嚼一百次左右，頂多咀嚼五十次即吞入腹內。深自反省後，決定用心地咀嚼食物。

而指定爲副食的小魚、貝類等，每天進食後，覺得非常可口，往往不自覺地增加份量。這一個毛病也立即改正，儘量減少攝取量。

一九九一年十月二十日，在醫院檢查的結果，肉瘤已經變小，不禁令我發出喜悅的哀嚎。體重雖然減至六十七公斤，但體力已完全回復。

到現在，已沒有任何自覺症狀，腸癒著也完全治癒，每天精力充沛地在工作上努力。

〈手記⑤〉利用飲食療法完全治癒腸內茸腫

●島根縣出雲市　宇田川幾代（六五歲　無業）

我於一九八一年染患系球體腎炎，經歷了長期住院的生活。也許因爲這個緣故，不久前潛血反應呈陽性，血壓偏高，一直服用降壓劑。而且，我也擔心體重在這數年內，持續地減低。身體健康時的體重是五十八公斤（身高一五五公分），在二年前左右減至五十四公斤。

一九八九年一月，在醫院接受診察時，診斷出染患腸茸腫。當時的症狀有便秘、出血、裂痔等，在尾椎骨、臀部附近，經常感到鈍痛。

一九八九年七月，腸茸腫並沒有接受手術，而在出雲市北本町的淨血健康中心，接受飲食指導。

回顧過去的飲食生活，常吃肉、蛋、牛奶、生魚片、甜點及水果。米飯少吃，而常吃佐菜。

我接受佐藤先生以下的指導。

① 一切禁止肉、生魚片、蛋、牛奶等動物性蛋白及白米、白砂糖、白麵包、精製鹽等精白食品的攝取。

② 主食是糙米六、圓麥一、鳩麥一、紅豆一、黍一的比率，一口咀嚼五十～一百次，儘量少吃副食，多吃蔬菜、海藻、豆腐、納豆、小魚、貝類、泡菜、梅乾。尤其常喝蜆或牡蠣湯、味噌湯等。

③ 服用指定的葉綠素和胚芽、酵素。

④ 服用適合體質的藥草茶。

從一九八九年七月十五日開始實行飲食療法。剛開始並沒有出現反應，經過一個月後，氣色漸佳，不再有慵懶無力之感。

同年十月十四日，有清楚的自覺反應。首先是治癒了頑強難纏的便秘，每天都有排便。體重雖從五十四公斤減至五一・五公斤，但反而體力增強了。不再感到疲倦，尾椎骨、臀部的疼痛也舒緩了許多。

同年十二月九日，便秘幾乎完全改善，每天都有快便。而且，痔疾也大爲轉好，不再出血。體重五十一公斤，處於安定狀態。而更令人欣喜的是，不必服用降壓劑，血壓值是一四〇／八八，開始呈穩定狀態。已經毫無疲倦感。

一九九〇年三月二十四日，檢查的結果，醫生告知：「腸茸腫已經消失」。據說不動手術而好轉的例子非常少。沒有服用降壓劑，血壓也回復「正常」令人忍不住雀躍起來。直到現在，身體上毫無倦怠、疲憊感，可謂健康十足。

〈手記⑥〉利用飲食療法消除大腸茸腫，腎結石也消失

●廣島縣吳市　永井幹子（四八歲　外交員）

我從三十七歲開始，經常腹瀉而反覆著住、退院，一九八七年四月，醫師告知我染患「潰瘍性大腸炎」而接受治療。

此後，從尾骶骨到大腿附近感到疼痛，再次接受檢查時，據說「大腸上有茸腫」。那是一九八八年五月的事。

從診斷中，據說也染患腎結石，當場指示我立即做大腸的手術，但我無法下定決心，在朋友的建議下，決定到廣島健康研究所，接受飲食療法。

當時的症狀是，左腳慵懶無力，膝蓋發出響聲顯得不安定，排便不暢、有時出現黏液狀的血便，體重從五十九公斤（身高一五〇公分）減至五十五公斤等。

過去的飲食生活是攝取高蛋白、高卡路里，尤其喜愛肉類、漢堡。也常吃甜食。

接受佐藤老師正確的飲食指導，首先嚴格禁止動物蛋白與精白食品的攝取。經常喝的牛

奶也全面限制。

有一段時間，改成主食爲七、副食爲三的比率，完全以主食爲中心的飲食。而主食是糙米六、圓麥一、鳩麥一、紅豆一、粟、黍一的比率，再添加味噌湯、梅乾或黃蘿蔔。同時，佐藤老師指示我必須慢慢咀嚼，直到下顎酸麻，讓唾液與食物合而爲一體。同時，指示我服用指定的葉綠素和胚芽、酵素。指定的葉綠素是「愛努旺・葉綠素」，一回服用二十顆，一日三回。同時還飲用藥草茶，腹部做薑濕布、枇杷葉濕布等療法。

從一九八八年六月十八日開始進行。約一個月後的七月十五日，排便出現變化，原本一日跑三~四回廁所的細便，變化成一次排出粗便。

但這時仍然是黏液便，也常夢見吃漢堡的情景。而且，左腳的酸麻感日漸嚴重，甚至出現原本沒有的左頭部酸麻感。還有耳鳴。

但再經過一個半月左右，到了八月二十六日，排便更爲暢快，出現粗便的次數增多。黏液便也漸漸減少。而左腳的無力感大爲改善，幾乎不再有耳鳴，左頭部的酸麻感也減輕許多。體重由五十五公斤減至五十公斤，變得相當苗條。但是，腰痛加劇，全身有一股搔癢感。

同年九月十四日，黏液便非常少，也不再有血便。但是，感覺疲勞時，腰痛加劇。不過，尾骶骨的疼痛已改善許多。

到醫院檢查時，雖然「骨盤右側出現黑色小陰影」但血液檢查並無異常，也無癌症反應。總算大爲鬆一口氣。

體重又減一公斤，變成四十九公斤。

一個月後的十月十五日，到醫院做血液檢查時也無異常，總算放了一顆心。不再有黏液便、血便，腰痛也舒緩了許多。體重再減至爲四七・五公斤。佐藤先生說：「這是漸漸轉好的徵兆。情況再轉好時，體重會略微增加。」

五個月後的一九八九年三月二十一日，到醫院檢查的結果，據說「腎結石已流出、不見了」。這時的體重由四十七・五公斤增至五十公斤。

一年後的一九九〇年三月。再次到醫院做檢查時，據說「大腸茸腫也消失了」。聽後令人飄飄欲仙。

直到現在，排便良好。腰、膝蓋的強況也非常好，體重保持五十一公斤的穩定狀態。左腳的無力感已完全消失，步行甚至是一種喜悅，已能專注地投入工作。

5 解開癌症的組織體系

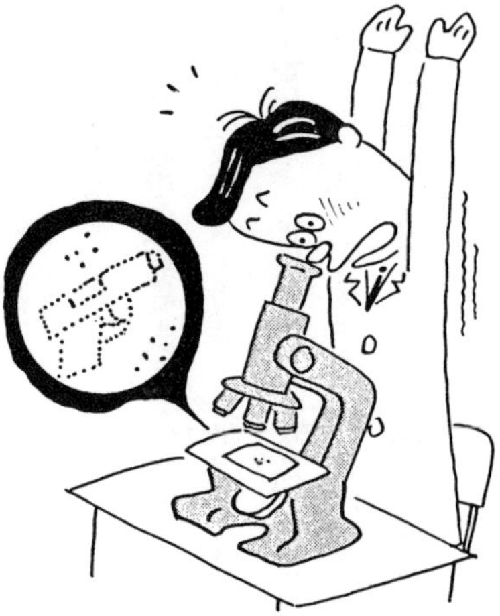

致癌的主要原因是血液污染

癌細胞不會無限制地增殖

現代醫學對癌症的看法如下。

「因某種原因使正常細胞產生突變，產生自律性而無限制地增殖。」但這個觀點有其問題。其實，癌並非無限制地增殖。無限制增殖無異表示，這個地球將被癌細胞所淹没。但是，事實上並没有這回事。即使是目前癌症患者，也非全身密佈著癌細胞。癌細胞的增殖有其限度，當其增殖到一定範圍後即不再增殖。至於癌細胞的分裂，也有其問題。正常細胞會進行分裂，但癌細胞應不會分裂。原因之一是，若進行分裂，細胞應是同一個型態，但癌細胞型體互異，形狀、大小亦不一。某醫學家，曾對癌的發生體系做以下的說明。

「促進細胞內DNA遺傳子中細胞分裂的部份，因某種原因受到損傷，使細胞做異常增殖而造成癌的發生。」

筆者認爲這個論點非常正確。

從這裡也明白，正常細胞會進行分裂，但癌細胞卻沒有類似情況的理由。「某種原因」是意味「原因不明」但世界上絕無原因不明的事物。所有一切都是有「因」才有「果」。因此，癌症也有其原因。其主要原因是血液污染。血液污染情況加劇時，細胞會失去正常分裂的能力，而開始異常增殖。這也就是癌細胞。

「異常增殖」絕非「無限制的增殖」。如前所述，它是一個個細胞，增殖爲各種形狀、大小不一的細胞。這樣的觀念才能符合「異常增殖」的意義。

癌細胞中有紅血球

一般人一聽癌細胞，常常抱有「變成黑色，而已死亡的細胞」的印象。細胞一旦變成癌細胞，即無法再重生。相信有許多人有如此觀念。當然，既然能增殖即表示尚未死亡，而是意味著無法再度回復成正常細胞的「死亡」。

但這個觀念並不正確。癌細胞絕非不可能再生的細胞，相反地，我認爲是渴望再生而蠢蠢欲動的細胞。

在顯微鏡下仔細分析癌細胞時，有時發現其內部還存在著紅血球。換言之，即使是癌化的細胞，其內部仍有活生生的血液游動，拼命地尋找再生的機會。

我們的體細胞是由血液組成，如果癌細胞也不例外，那麼，即可藉由血液淨化而治癒癌症。必須儘早淨化污染血液，其原因乃在於持續攝取不良的食物，如此形成不良血球，使正常細胞變化爲癌細胞，所以，結論只有一個。除了改變血液品質外，別無治癌的方法。

癌症有許多種類

▽胃癌

自古以來，胃癌是常見的癌症病例，男性癌患者中，約有半數是胃癌。而女性的胃癌患者也不少，大約占居癌症的四分之一。

一般，癌症在初期階段幾乎沒有任何自覺症狀，胃癌也是一樣。當持續數日的胸口鬱悶、嘔氣時，乃是癌症進行到某種程度的徵兆。

爾後會有胃痛、出血的症狀，這已告知癌症迅速地進行中。醫生將胃癌分成兩種，癌細胞侵犯到胃黏膜時稱爲早期胃癌，由黏膜透過肌層而到達深處時，稱爲進行胃癌。

現代醫學認爲，若是早期胃癌幾乎可百分之百的動手術治癒。但是，進行胃癌的情況，手術後必須長期服用抗癌劑，即便如此也有癌細胞轉移的危險。

一般而言，手術後五年內若不再發，通常可放心，但這卻不是一定的基準，有不少人五年後仍然復發。

胃癌最重要的是早期發現，有此疑慮者，三十歲後半必須一年做兩次的胃X光檢查。同時，發覺致癌後的抗癌劑投服也必須注意。因爲，它的副作用強，很容易在身體各處造成障礙。

爲了避免如此嚴重的事態，改變飲食生活，乃是治療癌症最重要的要點。如果持續已往錯誤的飲食模式，永遠也無法消除癌症移轉、復發的危險性。

▽食道癌

因食道癌而死亡的人數並不多，大約和乳癌、白血病相當，但近年來有日益增多的傾向，年間數千人因此癌而喪失生命。

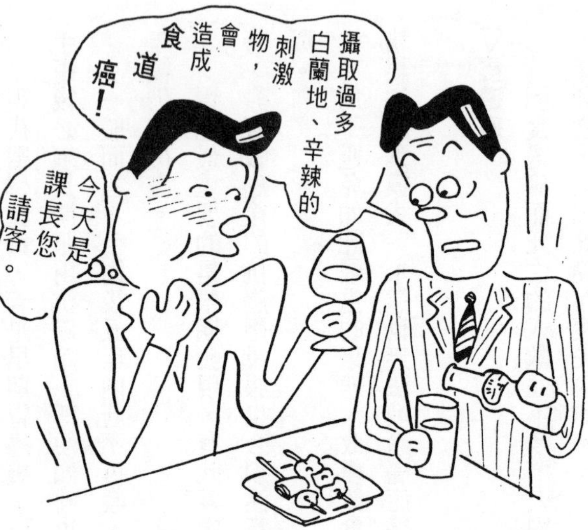
攝取過多白蘭地、辛辣的刺激物，會造成食道癌！
今天是課長您請客。

而其特徵是，四十～五十年代的男性常患此癌，女性較少。初期症狀是在胸口附近，有一種食物梗塞的感覺。多數人因無疼痛而置之不理，但病情進行到中期，固體物已無法通喉，感覺疼痛。

當癌症蔓延至相當程度後，連米粥也無法進食，幾乎無法吸收一切的食物。有此症狀後，較早的人可能只有半年的壽命。

食道癌的原因是，攝取過多辛辣等刺激物，喝威士忌、白蘭地等酒精度高的酒品而不稀釋，但更重要的是，必須禁止肉類、生魚片等動物性蛋白的過食及白砂糖、速食品等精白食品。

總而言之，當胸口感到鬱悶或有異物感時，必須立即接受檢查。在這個階段，癌細胞尚未迅

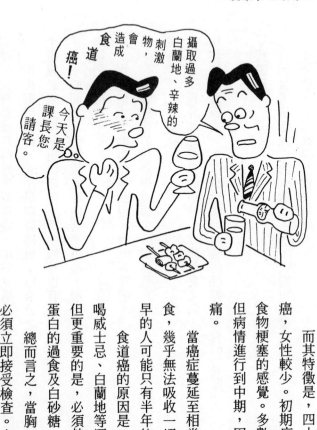

速蔓延，尚有挽回的餘地。

▽喉頭癌

喉頭癌比食道癌更少，但症狀惡化後，無法發聲，即使治癒也難以重回工作崗位，是相當傷腦筋的癌症之一。

中高年層的男性常見的癌，通常發生在聲帶或喉頭蓋部。聲帶長癌時，聲音會變得沙啞。如果自覺没有感冒卻聲音沙啞，要特別注意。沙啞持續不癒時，務必接受檢查。

喉頭蓋部長癌時，會出現乾咳，同時有食物哽在喉間的感覺。平時扁桃腺較弱，經常腫脹者，通常會以爲又患了扁桃線炎，事實上往往是喉頭癌，這一點必須特別注意。

喉頭癌隨著症狀的進行，會出現耳鳴、頭痛、聲音極端沙啞，或聲小如蚊幾乎無法發聲。恐怕會演變成，和來訪探病的客人用筆談的方式溝通，因而在初期階段，必須儘早做因應的對策。

▽肺癌

肺癌也在這二十年間，有顯著地增多的傾向，以此增加的速度而言，恐怕再十年後會追過胃癌，而佔居癌症死亡的首位。

肺癌以四十歲以上的男性居多，但近年來，三十歲前後的女性患者也增加，據說不久的將來，因肺癌死亡的女性將突破年間一萬人。

肺癌多數發生在支氣管黏膜，因而別名支氣管癌。

初期並無自覺症狀，一般做X光檢查，也無法發現癌細胞。因爲，癌的發生部位，通常是在肺門部（氣管分成左右之處）。肺門部會和心臟的陰影重疊，因此，即使照X光，也無法映出癌細胞的影像。

出現咳嗽、生痰而立刻到醫院檢查時，通常癌細胞已有某程度的增殖。

到了中期後，會出現血痰，胸部也有疼痛感。情況再加劇時，會失去食慾而出現貧血症狀。如果呼吸困難、胸膜發炎時，癌症已進行到相當的程度。

肺癌除了原發性之外，還有因胃癌、乳癌或食道癌等移轉性的癌。若死因是肺癌時，通常有許多情況是，致命傷在於移轉性的癌使肺部受創。

從前，染患肺癌幾乎沒有獲救的可能，但近年來因肺部的早期摘除手術，有越來越多治癒的實例，對肺癌患者可謂一大福音。

不過，即使動了手術，也有復發的危險。千萬不要忘記，端正錯誤的飲食生活，圖謀血液的淨化，才能避免復發。

▽大腸癌（直腸癌、結腸癌）

自古以來，歐美人中常見大腸癌。多數的學者，指責其原因是，肉食、動物性蛋白的多量攝取。和肺癌同樣地，大腸癌也在近年內增加許多，原因是以動物性蛋白爲代表的西式飲食型態普及的結果。

五十歲以後的人，最常見大腸癌，而女性也常見這類患者，幾乎成了特徵。腸癌鮮少出現在小腸，幾乎都在大腸，大腸分爲直腸與S字結腸，而直腸癌較多，然後才演變成結腸癌。

直腸癌的症狀是，排便時有輕微的疼痛，衛生紙上沾著血漬。很多人會以爲是痔，不過，和痔疾比較下，出血量較少。

自以爲是痔而到肛門科接受檢查，結果醫師說：「你的肛門非常潔淨，幾乎和痔無緣，上廁所之所以會出血，也許是直腸有問題？」結果才發現了癌。

若是在S字結腸上長癌，結腸內徑會變細，排便不暢而常見便秘。由於S字結腸的內徑變窄，一般的藥物治療會缺乏其藥效，而令人覺得匪夷所思。

而結腸中，如果癌細胞是出現在上行結腸而非S字部份，結腸的內徑不會變窄，幾乎不會便秘，反之常見腹瀉而有輕微的疼痛感。

因此，大腸癌早期發現的重點是，如果頻繁地出現便秘或腹瀉的症狀，必須立即接受檢查。若動手術，當然是割除患部的大腸，腸是融通性非常大的內臟，筆直伸展幾乎有二十公尺，因此動手術割除對身體不會造成太大影響，但一般人通常渴望，不動手術而治癒。

總而言之，大腸癌最重要的是，飲食生活的改善。若不毅然決然地停止肉類或蛋等動物性蛋白質的攝取，必有再度復發的可能。

▽肝臟癌

肝癌的患者也爲數甚多，年間的死亡人數高達上萬人。

和肺癌同樣地，肝癌除了原發性以外，還有許多移轉性的癌，乳癌或胃癌等經常轉移成

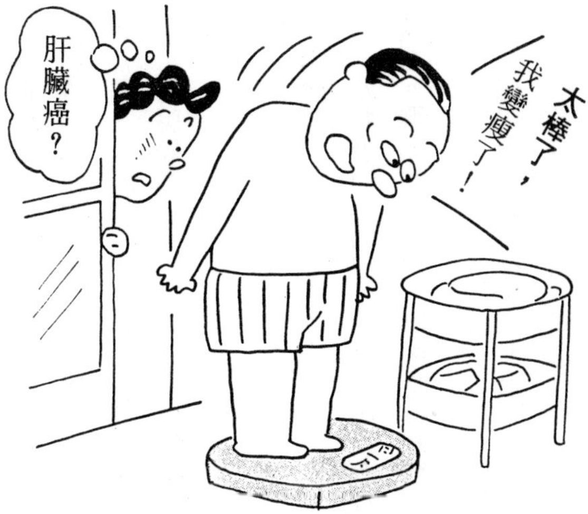

肝癌。變成直接的死因。

誠如肝臟被譬喻爲「沉默的臟器」，在癌症的初期，幾乎沒有任何自覺症狀。可能會有體重減輕的情況，但並不顯著，肥胖者反而會暗自竊喜。

爾後會出現消化不良、貧血等症狀，臉色慢慢變差，全身也會出現倦怠感。一旦自覺身體慵懶無力時，必須特別注意。

等癌細胞進行後，上腹部會有膨脹感、壓迫感。這是因腹水積壓的緣故，接著在下腹部的橫腹會有壓迫感。這乃是肝臟變硬而腫脹的結果。

而這時期會出現黃疸，也是肝癌的特徵。就連醫師也難以發現肝癌，甚至有時診斷是肝炎，事後才發現是肝癌。以爲是肝硬變，結果是肝癌的情況也屢見不鮮。

肝臟被譬喻爲，人體的解毒工廠，所以，農藥或酒精的毒害，食品添加物之害等，也是誘發癌症的重大原因。正因爲無法適切處理體內的毒物，才會踏出肝臟障礙的第一步。要點仍然是，大幅地禁止動物性食品的攝取，並全面斷絕白砂糖。

肝臟癌的手術，是割除癌細胞化的肝臟部份，但據說成功率極少，是癌症中死亡率最高者。

▽膀胱癌

膀胱癌的實例較少，但中年以後的男性時有所見。此癌的特徵是，幾乎不會移轉到其它臟器。剛開始會出現，排尿時有輕微疼痛感，上廁所的次數增多但排尿量少，也有殘尿感等。

這和膀胱炎的特徵幾乎相同，因而常被誤診。膀胱炎是因細菌感染（有時是無菌性）使得膀胱壁發炎的疾病，同樣有殘尿感及輕微的疼痛。

膀胱癌進行之後，排尿時的疼痛感加強，尿會顯著地混濁。最後會出現膀胱內積蓄著尿液卻排不出尿的尿閉症，腎臟機能顯著地衰弱。

這也是治癒力非常低，令人棘手的癌。

飲食療法的重點是，以主食爲主，儘量攝取紅豆、鳩麥、蘿蔔、南瓜等。這些都是促進排尿的食物。同時，每天必須攝取，對淨血作用有極大效果的葉綠素或酵素、藥草茶等。

總而言之，根據日常的累積，徹底地改變癌體質。首先，讓進行中的癌停止蔓延，接著讓癌化的細胞恢復正常細胞。

抗癌劑只不過是對症療法，各位千萬不可忘記，它傷害癌細胞周圍的正常細胞，遠比治癒癌的力量更強。

▽子宮癌

因子宮癌而喪命的女性，每年高達五千人左右，但男性幾乎沒有子宮癌的病例。這一點必須事先說明。因爲，和子宮癌同樣地，唯獨女性染患的乳癌（後述），男性的死亡人數，年間只不過五十人左右。

並非因男人無乳房，所以不會染患乳癌，其實男人也有乳房，只是尚未發達。

染患子宮癌的女性年年增多，同樣地也是因動物性蛋白過盛攝取，白砂糖等精白食品的過食及過勞或壓力等爲重大的要因。

子宮癌可分子宮頸癌及子宮體癌兩種。前者是發生於子宮膣口附近的頸部，這佔居統稱子宮癌中的九五％。

後者是發生在子宮內膜的癌，只有五％的比率，但其死亡率相當高。染患子宮體癌的女性，特徵是比子宮頸癌的女性，年紀較大的年長者。

不過，子宮體癌只要早期發現，有充分得救的可能性。子宮和肝臟或胰臟相較下，是極容易割除的器官，手術非常簡單。但另一方面，令人棘手的是，子宮癌的進行非常的快。由於子宮分佈著許多血管，使得癌容易迅速蔓延。

子宮癌的初期症狀是，輕微的腹痛，性交時有少許的出血。但這些症狀，在日常生活中也時有所見，一般的女性，通常不引以爲意。

情況在進行時，除了出血外，還有白帶的分泌。每次性交若出血，必須認爲是個警訊。而子宮體癌，白帶反而比出血來得多。

症狀再惡化時，白帶內會混雜血液，並有惡臭，再度惡化後，甚至有厚沉的腰痛。這乃是癌造成的腫瘍，蔓延到骨盤底部的證據。

發現較晚時，恐怕癌細胞會移轉到周圍組織。最棘手的是，不僅要全部摘除子宮，連卵巢、淋巴節也一併割除。摘除子宮後，不再有每個月的生理，當然無法生育兒女，但絕不會男性化。但是，卵巢乃是女性荷爾蒙的泉源，摘除後可是個大問題。手術後似乎有許多人不再和丈夫行房。

總而言之，和其它癌症一樣地，最重要的是早期發現。如果併用放射線或抗癌劑等的治療，會引起嘔氣或食慾減弱，應特別注意。

在飲食方面，特別要禁止動物性蛋白、精白食品的攝取，並立即改變成正確的飲食習慣。「葉綠素」、「胚芽」、「酵素」、「藥草茶」等對淨化血液極有幫助。同時，不要忘了補給維他命A。因爲，維他命A不足，會對子宮頸癌等病狀回復造成不良影響。

▽乳癌

因乳癌而死亡的人數，比子宮癌偏高，最近數年，每年約有五千人強的女性，因此癌而喪失生命。

從前，對歐美女性而言，乳癌是令人畏懼的疾病，而最近在東方女性間也出現這類傾向。原因仍然在於，動物性食品、精白食品的多食。尤其是飲食偏向洋化的年輕女性，更應特別小心。美國的女性也有許多乳癌患者，從資料顯示，這些人通常是以肉食爲中心，而攝取低卡路里、低蛋白的菜食主義者，乳癌的發生率較低。

乳癌的症狀較爲明顯，在乳房的一側若出現小硬塊，乃是發癌的訊號。這個硬塊會漸漸變大，但沒有疼痛感。

不過，這種症狀和單純的乳腺炎（因細菌感染，造成乳腺發炎的疾病）非常類似，因而不可因乳房上有沒有疼痛感的硬塊，立即判斷是乳癌。

但重要的是，乳房長有硬塊，應立即接受檢查。乳癌的因應對策也是早期發現。乳房上有許多血管及淋巴腺的分佈，若延誤治療，癌細胞很容易蔓延繁殖，恐怕會移轉到其它臟器。

一般而言，乳癌是發生在四十歲以後的女性身上，較晚的人有可能六十歲左右也染患，但近年來三十年代的女性致癌者越來越多。各位可千萬注意。同時，慢性乳腺炎也可能發展爲乳癌，千萬不可掉以輕心。

乳癌的手術是將整個乳房割除，但一般也一併摘除腋下的淋巴腺。有時也會切除胸肌的一部份。

手術後，有時淋巴液失去流暢時，手臂會浮腫，但隨著時間的消逝會慢慢回復。如果周邊皮膚做縫合手術，該乳房側的手臂會變得不太自由，但時間也會使其回復。

染患乳癌的女性，多半是平常多量攝取動物性食品者，從資料已明顯的證實，動物性脂肪的過量攝取，通常是乳癌的導火線。

因此，手術後的飲食生活，必須嚴格禁止肉、牛奶、蛋、奶油、豬油等，以海藻類、根菜類爲主體，添加味噌湯、梅乾等低卡路里的飲食療法。當然，主食的內容必須慎重斟酌。

▽皮膚癌

因皮膚癌而喪命者爲數甚少，但在歐美卻有不少的例子。

皮膚癌發生在身體各部，而最常見的是在顏面、頸部及頭部。一般而言，原本細小的疣或痣漸漸變大，最後變成巨大的瘤。當癌細胞移轉到頭部時，會腐蝕頭蓋骨，甚至可能移轉到腦部，雖然發症例少，卻是相當危險的癌。

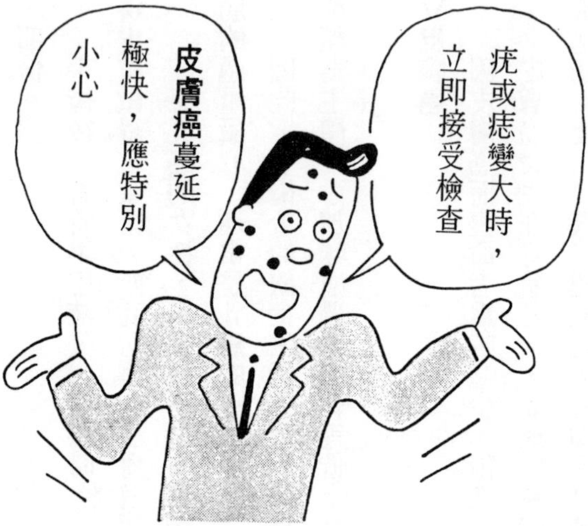
疣或痣變大時，立即接受檢查
皮膚癌蔓延極快，應特別小心

因此，如果身上突然長出疣或痣，而且漸漸變大時，必須立即接受檢查。如果潰瘍一直難以治癒，並有漸漸擴大的傾向，情況也是一樣。

當發現是皮膚癌而切除患部後，通常患部附近會復發，可見移轉之快速，必須戒愼以待。

歐美學者中，有人認爲皮膚癌的直接原因是，太陽的紫外線吸收過盛，總而言之，筆者認爲改正正確的飲食習慣，謀求體質改善才是因應之策。

▽前列腺癌

前列腺癌是男性才染患的癌症，六十年代以上的人常見，也有不少七十年代的患者。

前列腺是，位於男性膀胱附近的腺（如栗般

大小）尿道貫穿其中央部而延伸。前列腺液是促進精子運動活絡的分泌物，在性交時發揮男性器的潤滑油般的功能，隨著老化，前列腺會肥大而壓迫到尿道。

前列腺癌的初期並無特殊的自覺症狀，一旦進行到某個程度後，會有頻繁的殘尿感。在這個時期，肛門附近也會有壓迫感。

症狀再加劇時，會出現想排尿卻排不出尿的閉尿症狀，也有可能併發膀胱炎或尿液回流腎臟，併發尿毒症。

因前列腺肥大症而持續藥物治療時，有不少會演變成癌症。前列腺肥大症的自覺症狀，和癌症相當類似，因而醫師也常有誤診。

得知染患前列腺癌後，通常會立即割除前列腺，但這個手術關係著尿道，因而大費周章，而成功率也不多。

▽白血病

白血病亦即血癌。白血病是「從骨髓生成的幼小細胞（芽球）無法正常增殖，而無秩序地增殖」。這個異常細胞不論形狀或大小，都與一般的白血球細胞完全不同。

因異常細胞的增殖，阻礙了正常細胞的生成，結果陸續出現貧血、內出血、鼻血、齒齦出血等症狀，臉色變蒼白，抵抗力迅速減弱。

當白血病症狀進行後，有發熱、骨骼或關節疼痛、腋下淋巴節腫脹等症狀。白血病被稱為不治之病，特徵是死亡率相當高，它不像其它臟器癌，難以算出活存的歲數，較快者是發症後數個月，較長者是數年。

現代醫學是以強力的化學療法治療白血病，其實這只不過是延命之策，必須覺悟，因副作用造成的脫毛或胃腸障礙等。

因為白血病不能以手術割除細胞，使患者及其家人份外地悲傷。總而言之，應利用飲食療法謀求血液的改善。完全排除動物性食品，勵行穀菜食的飲食生活，慢性的白血病漸趨轉好的例子也時有所見。

▽胰臟癌

胰臟癌的死亡人數，約只有肝臟癌的一半，以日本人而言，年間約有一萬二千人因胰臟癌而喪命。此癌的特徵是，女性似乎與男性齊頭並進，女患者的死亡率相當高。

初期幾乎沒有任何自覺症狀，隨著癌細胞的進行，上腹部會有疼痛感。時而劇烈時而呈持續狀，甚至會有背部的疼痛感。而且，出現黃疸並頻繁地感到嘔氣。這些症狀幾乎和急性胰炎相同。急性胰炎的死亡率相當高，是非常危險的疾病，如果出現上述症狀，必須儘早接受檢查。

胰臟癌的進行相當快速，有許多出現上腹部疼痛，在半年後即死亡。手術是摘除部份的胰臟，但以現代醫學的技術而言，手術非常困難，幾乎鮮少有完全治癒的例子。

但千萬不要放棄希望。應利用正確的飲食習慣，謀求血液淨化，以提高自然治癒力爲突破難關之道。

▽膽囊癌

膽囊彷彿是儲存肝臟所生產的膽汁的儲藏庫。膽汁的功能是溶解脂肪以便吸收，而膽囊有膽汁管延伸到腸。

膽囊的疾病有膽囊炎和膽石，患者數相當多，不過，膽囊癌較爲稀奇。

初期症狀是，上腹部的右側腹有疼痛感，隨著癌症的進行，右肩非常酸，右邊的背部也有壓迫感。症狀再加劇後，會有高熱、腹及背部的疼痛加劇。

膽囊癌的手術非常困難，成功率也少，所以死亡率極高。原因不外是動物性脂肪的多量攝取，預防之策，乃是儘量抑止肉或蛋的攝取。

▽甲狀腺癌

甲狀腺是位於喉嚨前面的器官，是分泌甲狀腺荷爾蒙的腺。甲狀腺荷爾蒙是進行全身的代謝調節，因某種原因分泌過盛時，會引發巴西多氏病。

相反地，甲狀腺荷爾蒙分泌減弱時，代謝機能漸漸衰弱，出現全身浮腫、無力感、想睡等症狀，無法過著正常的社會生活。

甲狀腺癌的症狀也幾乎相同，隨著癌細胞的蔓延，全身出現浮腫，有如水腫的狀態，步行困難。

這種癌症也難以動手術，只利用強力的化學療法治標，同樣會出現副作用造成的併發症，治癒力非常低。

甲狀腺荷爾蒙的分泌過盛或減弱，至今尚無法掌握其原因，但一旦出現類似症狀，立即改善飲食生活，謀求血液淨化才是當務之急。

其他的疾病（慢性病）

▽心肌梗塞

心臟病是僅次於癌症，死亡率高居第二位的重大疾病。其中因動脈硬化造成的心肌梗塞常出現於五十歲、六十歲的男性，變成死亡率最高的心臟病。

因動脈硬化造成冠狀動脈出現血栓，使血流阻塞而造成心臟機能麻痺，因而會產生劇痛，接著陷入呼吸困難。這種疼痛，據說彷彿被燙得火紅的竹筷壓在身上一樣，疼痛難耐。

一旦發作，必須以最快速度呼叫救護車，將患者送往有CCU（心臟集中治療室）的醫院。是否一命歸天或死裡逃生，端賴發作後到住院之間的時間。

心肌梗塞的患者，即使發作停止，通常還會復發，退院後仍需注意。千萬注意快步或上下樓梯。

總而言之，動脈硬化的原因，在於動物性食品的過食及精白食品的攝取。避免肉、蛋、牛奶、乳製品。同時，極度地克制白米、白麵包、白砂糖的攝取。

若要迅速淨化血液，使用「葉綠素」相當有效。

▽狹心症

這也是因動脈硬化，使冠狀動脈通道變窄而引起的心臟病，但死亡率較低，並沒有心肌梗塞般的恐懼。

因運動或精神緊張而使血管收縮，輸送到心臟的氧氣不足時會發作。特徵是胸部出現沉重的疼痛感，並蔓延至手臂及肩，因此，會有手臂酸麻或嚴重的肩酸。

現代醫學對狹心症的急救藥是使用硝化甘油。它具有暫時擴大血管的功能，服用後立即抑止發作。不僅是狹心症，因心肌梗塞而曾經臥倒的人，多數人會隨身攜帶硝化甘油的藥錠。

但正確的飲食生活才是預防與治療的重要關鍵。

▽腦中風

腦中風曾經君臨癌症、心臟病之上，是死亡原因的榜首疾病，但近年來，已變成次居心

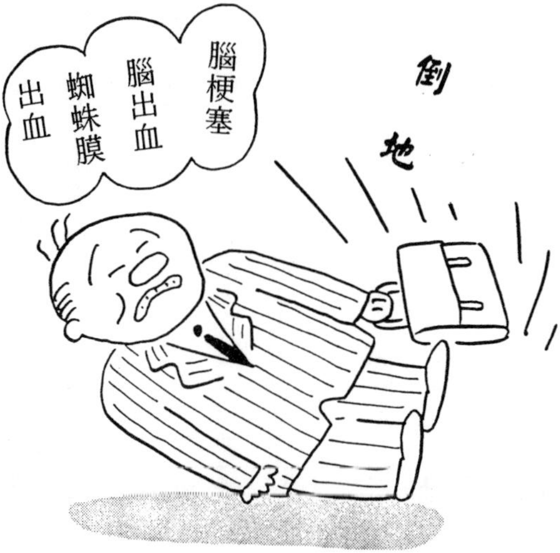

臟病的第三位重病。雖然在排行榜上順位跌落，但年間也有數萬人因此病而喪命。

腦中風有腦梗塞、腦出血、蜘蛛膜下出血等三種。

腦梗塞是因腦血管阻塞引起，原因乃是動脈硬化。而腦出血是，因腦中小動脈斷裂而造成腦內出血，也是動脈硬化爲導火線。而蜘蛛膜下出血，是腦外側出血所造成，原因也是腦中小動脈的斷裂。

三者的症狀都是突然失去意識而倒地。然後手腳產生運動麻痺。不過，腦梗塞在跌倒以前，會有輕微麻痺或酸麻的症狀，在這個階段趕緊做血壓降下的處置，通常可以暫時地預防更嚴重的發作。

和以前相較下，比較多腦中風而能得救者，但現狀是，無法完全地改善麻痺等後遺症。腦中風的因應對策，仍然是抑止動物性食品及精白食品，以預防動脈硬化。有不少人因飲食療法，改善體質後而不再有後遺症，且痊癒的病例增多。

▽肝臟病

在各種慢性病中，肝臟疾病被認爲是最棘手的疾病。因爲，不僅手術困難，藥物治療也效果不彰。非但如此，用藥物治療時，反而會對肝臟造成負擔，使得症狀加劇。因此，並無治療肝臟的藥物。

肝臟疾病中最容易染患的是肝炎。而肝炎又有急性與慢性之分，急性肝炎通常是因濾過性病毒感染而引起。濾過性病毒有A型和B型，A型肝炎是由食物及水，B型肝炎是由血液、體液等管道感染。

初期並無強烈症狀，只漫然地覺得慵懶無力、容易疲憊，當症狀加劇時，食慾欠佳，有嘔氣並發熱。出現原因不明的三八度以上的高熱時，最好判斷是急性肝炎。發熱一般在數天後會消失，爾後常有黃疸的出現。黃疸可能持續一個月，然後慢慢地退化，不久食慾回復，也不再有慵懶無力、疲勞感。急性肝炎是延宕良久的疾病，通常發病後四個月到半年才會痊癒。

急性肝炎若在發症後，症狀急速惡化，稱爲劇症肝炎，B型肝炎中常見。彷彿古時的傳染病，在發症後兩個星期左右死亡。

而慢性肝炎，通常原因是食物中毒、酒精或藥物，雖然沒有急性肝炎的強烈症狀，但卻揮不掉慢性疲勞、倦怠感。若棄之不顧，恐怕會併發肝硬變，必須特別注意。

容易染患的肝臟疾病中，除了肝以外還有脂肪肝。這是中性脂肪異常滯留於肝臟所引起。原因是高脂肪、高卡路里、酒精飲料的多飲等。脂肪肝的症狀蔓延後，仍然有慵懶無力、易疲勞感，但只要改善飲食生活即可療癒。反之，棄之不顧，也有可能移轉爲肝硬變的危險。

膽石症、膽囊炎也是肝臟的疾病。

膽石症是儲存肝臟製造的膽汁的膽囊，或將膽汁輸送到十二指腸的膽管入口所產生的疾病，據說和飲食習慣有密切關係。膽石的成份，經分析後發現是膽固醇或膽汁色素。從前，因膽石症而煩惱者，通常膽石的主成份是膽汁色素，而最近則變成膽固醇爲主要成份。這也暴露了飲食習慣漸趨洋化的事實。

染患膽石症後，上腹部的側腹有劇烈的疼痛，並有嘔氣之苦。一般服用鎮痛劑可舒緩症狀，但症狀進行後，疼痛會慢性化，恐怕演變成住院的嚴重事態。目前已開發溶解膽石的藥，但並非速效性，長期使用會有副作用，結果即使溶解了膽石，卻破壞了肝臟機能。與其如此，毋寧在自宅療養，端正飲食生活，持續飲用毫無副作用的藥草茶。確實有可以適切溶解膽石的藥草茶。

膽囊炎是膽囊的感染症，因腸內細菌而引起的疾病。

染患膽囊炎，會產生急性發熱，右側腹部有疼痛感。現代醫學是以抗生物質的投服，抑止症狀的蔓延，但情況嚴重時，恐怕引起腹膜炎而事態嚴重，特別要小心注意。

膽囊炎有時是因膽石而併發。在膽囊入口產生結石時，膽汁管會阻塞，容易受到細菌感染。

總而言之，日常正確的飲食生活最重要。

▽肝硬變

和癌症幾乎可相提並論，給人強烈的「死病」印象的是肝硬變。

肝硬變望文生義，是肝臟組織硬變，機能幾乎停止的狀態。肝臟變硬的同時，表面會呈凹凸狀。一旦到此境界，據說肝臟已無法再恢復正常。

一般人常說，肝硬變是因飲酒過多引起，其實不僅如此，營養障礙造成肝臟的營養失調也是重大的原因。嗜酒豪飲似乎相對地對食物毫無關心，少食。

肝硬變最初的訊號是，出現嚴重的疲勞感及慵懶無力、黃疸。症狀在進行時，血液循環出現極大的障礙，因而胸部有紅色斑點，滯留腹水。情況再嚴重時，會頻繁地吐血，到了末期，因尿毒症而陷入昏睡狀態。

但肝硬變在初期極有可能療癒。肝臟細胞比其他臟器，再生力較強，只要確實勵行飲食療法，必可漸漸回復。

斷絕一切動物性食品或精白食品、添加物食品，改變成以穀菜食、小魚、貝類、海藻為中心的食物，並常用葉綠素、胚芽、藥草茶，不僅在肝臟病的初期，幾可治癒所有的肝臟病。

▽糖尿病

糖尿病可稱爲慢性病的代表。近年來，糖尿病患日益增多，不僅是中高年層、老年層，甚至青少年層也有越來越多的病例。

糖尿病是因胰臟所製造的胰島素分泌量減低所造成。它會產生各式各樣的代謝障礙。胰島素具有降低體內血糖質，使血液機能流暢的功能，如果分泌不足，血糖會增加，結果排泄到尿中而變成「糖尿」。

糖尿病的初期，幾乎沒有自覺症狀，隨著症狀的進行，會有口渴、手腳酸麻、多尿等症狀。但食慾反而亢進，這乃是糖尿病前期的特徵。

當情況再加劇時，會出現性慾減退、視力衰弱等，即使吃得再多也日益消受。顯著地出現慵懶無力、疲憊感。由於糖尿病並非絕症，一般人往往掉以輕心，但隨著症狀的進行，會併發腎臟病、心臟病或白內障等，是相當危險的疾病。最嚴重的情況是，因併發症而死亡，或因白內障而引起視力不全，無法過正常的社會生活。

現代醫學認爲糖尿病無法痊癒，有不少患者必須一生持續注射胰島素。但一生使用的藥物，並非可治癒的藥物。

糖尿病若在初期階段，若能勵行正確的飲食療法，藉由體質改善使胰臟機能回復，讓胰島素的分泌回復正常才是先決條件。只要確實執行正確的飲食療法，糖尿病即有可能自然療癒。

▽腎臟病

腎臟彷彿人體的廢水處理廠，和肝臟同樣是「沉默的臟器」。腎臟每天默默地處理廢水的工作，一天淨化約二〇〇公升的水，生產約一・五升的尿。而掌握淨化裝置關鍵的是，球體的系球體，此處若發生故障，腎臟機能會顯著減弱，發生腎炎。

急性腎炎的故障原因，多半是細菌的侵入，但慢性腎炎的原因，目前尚是個謎。腎炎的症狀是臉部浮腫、排血尿、血壓上升等，通常在扁桃腺炎或傷風感冒後出現。一般發症後在一個月內會治癒，但有些人的症狀會延宕許久，轉變爲慢性腎炎。

慢性腎炎的症狀加劇時，臉色會變得灼黑，浮腫加劇，引起心臟障礙，最嚴重時，會陷入尿毒症，必須做透析治療。

人工透析療法的發達，有助於減低因腎不全造成的死亡人數。但是，持續做人工透析，會加重心臟、循環器系的負擔，造成各式各樣的副作用。結果是魚與熊掌無法兼得的狀態。腎臟病中還有一種稱為「糖尿病性腎症 Nephrose 」的疾病。這是 Nephrose （腎臟的核質，左右腎臟合計有一三〇萬個核質）發生異常所造成的疾病，排尿不暢，全身變得浮腫。眞性的 Nephrose 是兒童常見的疾病。

其原因是水份的代謝異常，現代醫學是以類固醇治療，但此藥具有強烈副作用，若是兒童很容易造成發育障礙，使用應慎重。首先必須禁止動物性蛋白質、精白食物的攝取，改正成正確的飲食。雖然無法立即停止類固醇荷爾蒙，但筆者建議，儘量抑止化學療法，改行藥草茶等自然療法。

▽風　濕

骨骼、關節疾病也是現代人常見的疾病。風濕是其代表，正確的用語是慢性關節風濕。這也是相當冥頑的慢性病之一。

特徵是以三十～四十歲的女性居多，初期有指甲或手腕、膝蓋的疼痛感，情況加劇時，關節浮腫、步行困難。

目前尚無法掌握其原因，但根據最近的研究，認為是因過敏性體質造成的說法較為有力。而據說，壓力也容易造成風濕。

對症療法是使用類固醇，但這只有抑止症狀的效果，和正本清源相距甚遠。

因此，飲食療法才是根治的重點。首先，為了消除過敏性體質，必須留意飲食生活，一概斷絕牛奶、蛋、乳製品，疼痛劇烈時，也減低小魚類的攝取。常食穀菜食及海藻、味噌湯、梅乾，必可慢慢地改善體質，使風濕的症狀消失。

▽痛　風

有許多人似乎把風濕與痛風混為一談，其實它們是完全不同的疾病。

痛風是血液中的尿酸量增多，結果沉澱於關節內而造成的疾病。症狀幾乎出現在腳部的拇指。某天，腳部的拇指關節突如其來的感到劇疼，局部變得紅腫。這種疼痛唯有患者才能體會，只遇到風即感到強烈疼痛，因而有「痛風」之名。

這種疾病以中年以後的男性居多，女性極少。劇痛頂多數日，但一般不久即復發，情況加劇時，連手上的關節也有劇痛感。

痛風是血液中尿酸增加的疾病，因而原因在於以肉食爲主的美食。肉類含有普林體的物質，它被腸吸收後，在肝臟分解，進入血液即變成尿酸。

因此，痛風的治療在於飲食的改善，唯一的作法是極度禁止肉食。如果對痛風強制忍耐，身體會一再地發胖，可能變成心臟病、糖尿病、肝臟病等成人病的導火線，必須儘早留意飲食療法。以穀菜食爲主食，並多量攝取海藻。

⑥自家即可調理的治癌藥草茶及護理法

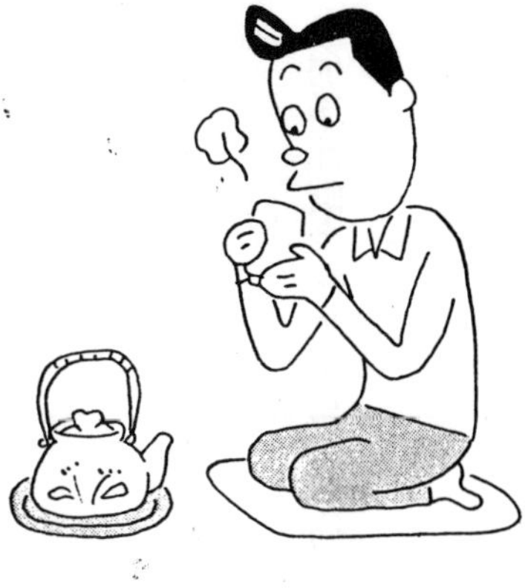

可治癌症的藥草及其製作法

隨手可得且有助益的抗癌植物

▽無花果

原產地是小亞，分佈在日本全國，是可當果樹種植的落葉樹。葉及果實有極大藥效，尤其是果實的搾汁，含有苦杏仁油的成份，以抗癌作用而聞名。

在中國大陸，從乾燥的無花果果實抽取前述的汁液，添加活性碳素等，做爲白血病、淋巴肉瘤等難病的治療。

▽犬酸漿

在馬路旁隨處可見的一年草，高度不足三十公分。特徵是葉莖分支朝側邊橫長。分佈於日本全國。

草的部份可做藥用，在中國大陸也做爲抗癌藥草，應用在臨床上。同時，對於因癌的移轉所產生的腹水或胸水的除去具有效果。但是，具有毒性應注意。

▽大毛蓼

在荒地常見的一年草分佈於日本全土，也常被栽種於庭院，屬於大型植物。在日本的江戶時代，曾使用於瘡疤或莽蛇的消毒。

草及種子都可藥用，一般是和其它的藥物配合，應用於甲狀腺癌或消化器癌的治療。而種子和其它藥草混合，可做爲肝硬變的腹水去除或慢性肝癌的治療。

▽舞茸、胡孫眼

舞茸、胡孫眼、靈芝等已證實具有抗癌作用。

這些植物含有治癌效果極高的多糖類，因爲，它們能誘發糖蛋白質，強化免疫力，具有提高自然治癒力的功能。

尤其是舞茸的原末，雖是木耳的族群，但仍然具有極好的治癌效果，也是美味可口的木耳，特徵是可使用於任何料理。

▽羊 蹄

在馬路邊或農地間的濕地常見的多年草，特徵是葉大而有長柄。分佈於日本全土。

做爲藥用的是根部，對白血病的治療能發揮療效。因爲，蒽醌（Anthraquinone）系的化合物，可預防白血球的脫水化，促進正常細胞的活性化。而根部做爲外用時，對頑癬、香港腳等皮膚病具有療效。

它也是強而有力的緩下劑，孕婦或老年人在使用上應特別注意。

▽枸 杞

在河川外沿常見，馬路旁也看得到。帶有刺的短枝，是大家熟悉的植物，秋天一到會結紅橙橙的蛋形果實。分佈於日本全土。

葉、果實、根皮都是藥用，葉具有血管強化作用，根皮含有亞麻仁油酸。尤其是葉中含有枸杞獨特的單寧，具有顯著的酸化防止作用及解毒作用，可稱得上是最上乘的抗癌植物。

自古以來，它是不老長壽的藥草，是貴族們的最愛。

▽熊竹葉

山地的野生植物，但也常栽種於庭院內，分佈於日本全土。長出地面的葉莖，筆直而高挺約有一公尺左右，乃其特徵。

葉中含有活性度極高的葉綠素，同時還含有豐富的必須胺基酸，以及具有使酸毒體質回復正常機能的維他命Ｋ。從竹葉多糖類的曼佛林含量，即可明白其具有抗癌作用，這種多糖類能提高細胞的活性力，增強免疫機能，促使癌自然療癒的機能。

貓熊最喜愛吃熊竹葉，也因此熊竹葉廣爲人知。冬眠覺醒的熊，爲了儘早排除鬱積體內的毒素，最先進食的就是熊竹葉。

▽忍　冬

生長在各地荒野的蔓草，在樹木或牆角上常可看見忍冬蔓葉彎延地攀爬。花、葉、莖都具有藥效。

尤其是黃花對癌的治療特具效果，在臺灣常做爲治癌食物使用。根據報告指出，只要攝取三十公克左右陰乾的花朵，即具有驚人的效果。

同時，葉具有解毒、消炎作用，對輕微的燙傷具有神速的療效。此外，也能治癒濕疹或口內炎。

▽滑　莧

生長在馬路旁、農田、庭院等日曬的場所，一年生草，分佈於各地。莖從根處朝四面八方展開，在地面上匍匐延伸。葉部具有藥效，含有豐富的維他命、礦物質。

在中國大陸，上海及北京的大醫院，常將滑莧做爲直腸癌、子宮癌等的治療藥。它也是廣爲人知的赤痢特效藥。

▽蕺　菜

在馬路邊、草叢處隨地可見的多年草，繁殖力強，具有獨特的異臭。除了北海道北部，在日本全國各地都可見。

草部具有顯著的藥效，因利尿作用、緩下作用、解毒作用顯著，而被認爲可治萬病。做成煎茶常飲，可淨化血液，自然消除癌細胞。搓揉生葉，塗抹患部，也能盡速治癒惡性的腫胞。

▽鼠　餅

在日本關東以西的山野、海濱自生的常綠樹，也經常被種植於庭院或牆邊。高度僅只於五公尺，樹幹筆直。到了秋天，會結有如鼠糞的黑紫色果實，葉形和餅樹類似，因而有此命名。

藥用部份是果實，具有顯著的強心作用，對消除腹水、水腫具有療效。和其它藥草併用，也能治療白血病。

▽鳩　麥

主要生長在暖和的地區，一年草，高度最多〇・五公尺，枝葉從粗大的葉莖分叉而出。

像佛珠的果實柔軟，可用指頭輕易壓碎。

藥效在種子，自古以來乃是人們做爲消除疣的妙藥。若做爲食品長期攝取，也具有強壯效果。不僅能改善體質，對癌症的治療也有效。

▽向日葵

在各地栽培做爲觀賞用植物，是美國原產的一年草，高度達二公尺，花朵朝向太陽而開。

種子、花、葉、花軸、莖髓等多部份具有藥效，種子含有多量的亞麻仁油酸，因而能預防細胞老化。高加索地區，成年人及兒童常食向日葵的種子。具有抗癌作用的是花軸的部份，和其它藥草混合內服，對胃癌有驚人效果。同時也是有效的冠狀動脈的強化藥。

▽枇杷

主要自生於暖和地區的果樹，黃色呈蛋型的果實可口，它和柿子、無花果都是古人常食的水果、原產地在中國大陸。

葉和種子具有藥效，尤其是種子，其所含的氫酸配糖體的阿米格達寧，具有抗癌作用。同時，具有淨化血液、健胃作用，因而對胃腸病也有效果。利用從葉所抽取的枇杷葉精或使用枇杷葉，在癌症患者的患部上做溫濕布或溫壓，這類護理法相當有效。

▽艾　草

自生在各地山野的多年草，也可在馬路邊看見其芳蹤。在端午節將艾草與菖蒲一起放在洗澡水內，春天摘其嫩草做成艾草年糕等，是自古以來人們所熟悉的野草。

藥用部份的葉中，含有活性度極高的葉綠素、鈣等礦物質，及豐富的維他命類，因而具有卓越的抗癌作用。同時，也有良質的蛋白質、脂質、糖質等，也是極爲優秀的食品。

可治癌症的藥草茶的製作法、服用法

▽野草的摘除和保存法

製作藥草茶時，必先摘取葉或莖，但需選擇食物的生長過程中，生命力最旺盛的時期，這個時期根據野草的種類而有不同，但原則上是以花期，亦即春天到夏天之間最佳。而果實則在秋天，根部則在秋冬間摘取。

野草摘取後，裝進塑膠袋內，在袋上註明野草名。使用的塑膠袋並非透明者，而是能避免直接日光照射的不透明塑膠袋。若要使野草持久，在塑膠袋內用噴霧器灑水，加入空氣後再用橡皮圈綁住封口。但是，摘取後應趁新鮮立即處理。

▽藥草茶的製作法

① 首先摘取從野地取回的野草的葉子，用清淨的水清洗，卻除泥土、塵埃。接著，將水洗後乾淨的葉子，放進蒸氣內，蒸約十分或十五分左右。然後用菜刀切成絲狀。盡可能是五米釐左右的寬幅。

接著在太陽光下使其充分乾燥，待完全去除水氣後，用炒鍋炒到恰到好處的狀態，野草煎茶於是完成。

② 其次，太陽光下乾燥後的野草茶的製作法是，將摘取的野草充分洗淨，用陰乾或在

太陽光下曬乾。也可用橡皮圈綁住或用洗衣夾夾住，懸掛在屋簷下使其乾燥。天氣好時，只要陰乾二~三天，若是葉莖或根而非葉片，必須花四~五日，充分使其乾燥。總而言之，必須完全乾燥。如果稍有水氣，保存中會產生濕氣，造成發霉的原因。

乾燥後用剪刀剪成適當大小，放進塑膠袋或紙袋、或放有除濕劑的罐內保存。

▽煎法、服用法

蒸過而做好的①的藥草煎茶，一般是像泡茶一樣，直接注入熱水後飲用，若是②乾燥的野草，必須再煎一次。

可使用藥罐或鍋子，但不要使用鐵或銅的容器。因爲，這類質材會使野草的成份變質。最適合的是陶或土製鍋，也可使用不銹鋼的鍋子或藥罐、琺瑯製的藥罐等。

煎法是，將二十~四十公克的野草茶，放進一公升的水內，加火後使其沸騰。一旦沸騰後改成慢火，燜煮約三十分。直到變成最初湯量的三分之二。二十~四十公克的野草茶，正好是一天量。

煎完後，用茶篩取茶渣，再放進熱水瓶內，當茶服用。煎過的茶儘量和一般的茶一樣，

野草茶的煎法

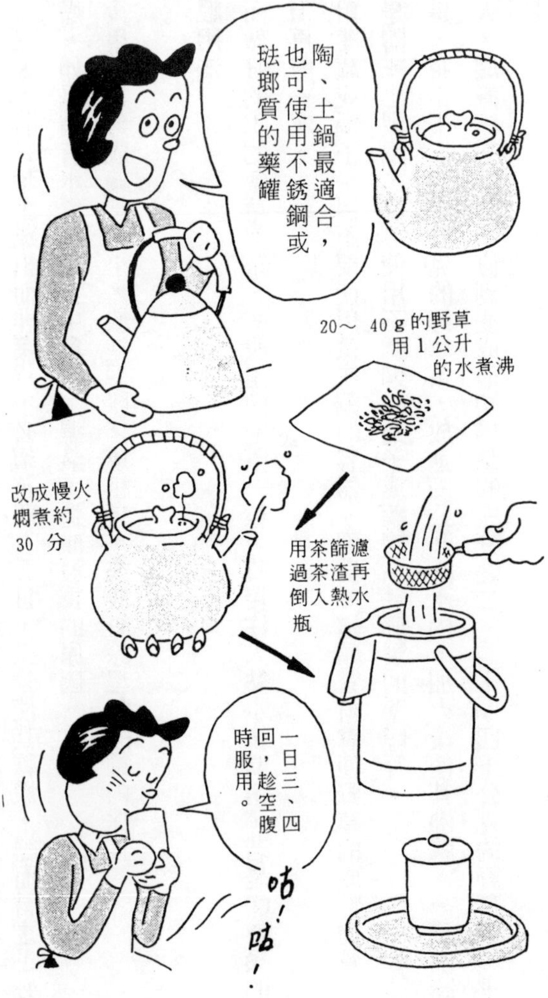
陶、土鍋最適合，也可使用不銹鋼或琺瑯質的藥罐
20～ 40 g 的野草用 1 公升的水煮沸
改成慢火燜煮約 30 分
用茶篩濾過茶渣再倒入熱水瓶
一日三、四回，趁空腹時服用。
咕！咕！

趁熱服用，但夏天可冷卻後再服用。不過，既然是藥草茶，二次煎過的效果較低。

服用法是一日三、四回，儘量在空腹時服用，身體健康者，可當茶喝，隨時飲用也無妨。有些人不習慣藥草茶的獨特氣味。這時可混入少量的蜂蜜，消除特殊的味道後即方便入口。最後是所使用的水，儘量避免直接使用水道水，如前所述，應使用經過淨水裝置的水。

家庭內的癌症護理法

〔薑濕布〕●胃癌、喉頭癌、食道癌、乳癌

由於薑具有顯著的血行促進作用，因而具有強化肝臟或腎臟機能，使全身新陳代謝活潑的功能。藉由薑的作用可排出體內的毒素，不僅能舒緩癌症的疼痛，也能對嚴重而劇烈的疼、疼發揮療效。

薑必須使用自然農法所栽種的小粒而紮實的薑，而非化學肥料種植者。化學肥料種植的薑，由於芳香成份較少，難以期待其藥效。

作法 根薑（四〇〇公克左右）洗淨後，連皮磨成泥，和汁一起放進布袋，綁住封口。接著大鍋內放水煮沸，待其冷卻至八〇～九〇度後（三公升），再將布袋放入熱水內，輕輕地搖晃布袋。當薑汁滲到開水內時，全部與水調和後再拿起布袋。

使用法 把較厚的浴巾泡在薑湯內，當湯汁滲透到浴巾內後，絞乾再攤開，冷卻約十五秒後貼放在患部。貼放三、四分鐘，等浴巾冷卻後，再與另一塊浴巾交換。

做濕布治療的期間，薑湯必須用慢火保持在八〇～九〇度。而浴巾貼放在患部時，把另一塊浴巾浸泡在薑湯內，以便隨時更換。以這個作法，更換五～六回浴巾，整個過程持續約二十～三十分鐘。疼痛劇烈時，再增加次數。而布袋也可再次放入鍋內，重新榨出薑汁。反覆做溫濕布，皮膚會漸漸變紅。血行通暢，瘀血漸漸消除，疼痛與痠痛感會慢慢消除。

〔里芋糊〕●胃癌、喉頭癌、食道癌、乳癌、子宮癌

里芋也具有血行作用，同時還具有強化胃腸的功能，因而可期待治癒便泌或下痢的效能。

使用白芋做里芋糊。除了癌症外，對胃腸疾病或發炎的腫脹也具效果。

作法　將里芋的白芋二十個左右，厚厚地削去外皮後，磨成泥，加入一成左右的薑泥混合。這時要放進與里芋同量的麵粉使其黏著，請充分地攪拌。一直攪拌到耳垂般的硬度。做好的里芋糊，用木柄或米飯鏟子將其攤開在台布上。厚度約一公分半左右。台布以較厚的木棉、絨布或紗布較適合。不要使用維尼龍等化學製品，或油質等沒有通氣性的布塊。

使用法　首先做薑濕布（參照前項），先讓患部的血行通暢。

其次，將里芋糊直接貼在皮膚上，用繃帶等固定避免滑溜。濕布約四個鐘頭後會乾燥，再更換新的里芋糊。這時也必須先用薑濕布，再貼里芋糊。

里芋糊貼療完畢後，用溫暖的浴巾仔細地拭淨。覺得搔癢感時，先停止濕布，也用熱的浴巾充分擦淨，待搔癢感消除後再做濕布。

容易起疹的人，濕布之前最好先塗一層芝麻油。

〔麵粉糊〕●癌或腹膜炎造成的腹水

從前，據說在山內修行的僧侶，都是常食麵粉與昆布而熬過艱難的修行。麵粉不僅具有降壓作用、胃腸強化作用，還能驅除體內的寄生蟲，治癒藥物造成的濕疹，是非常優秀的保健食。

麵粉做成糊進行濕布療法，可去除末期癌症或腹膜炎等的腹水。

作法　倒熱水在良質的麵粉內，一直攪拌至耳垂般的硬度。將麵粉糊攤開在重疊三、四塊的紗布或木綿上，上頭再蓋一片紗布。

使用法　將麵粉糊貼放在腹部全體（用只有一塊紗布的一邊貼放）。不過，請避開肚臍部份。時間因症狀而有所差別，但貼後二、三鐘頭，麵粉糊會吸收腹水，變得鬆軟，這時再更換另一塊。如果麵粉糊不變鬆軟，也可整碗貼靠在患部也無妨。

末期癌或腹膜炎等的腹水，可充分消除而變得舒坦。

〔蒟蒻溫罨法〕●初期肝臟癌、腎臟癌、胃癌

生病時，溫熱腹部可喚醒體內的新陳代謝，促進細胞活動而緩和症狀。

里芋糊的製作法

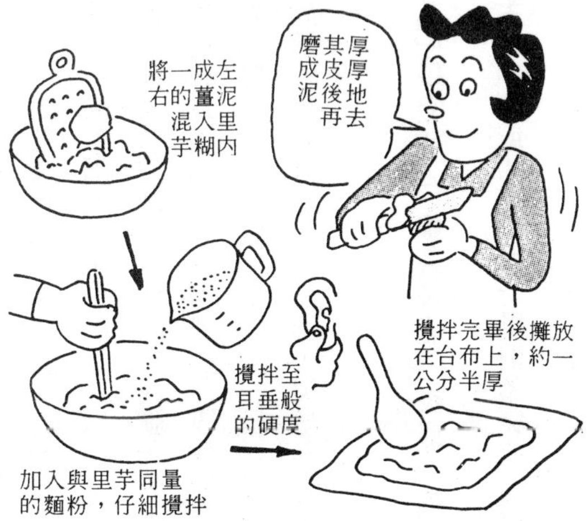
將一成左右的薑泥混入里芋糊內
厚厚地去其皮後再磨成泥
攪拌完畢後攤放在台布上，約一公分半厚
攪拌至耳垂般的硬度
加入與里芋同量的麵粉，仔細攪拌

麵粉糊的製作法

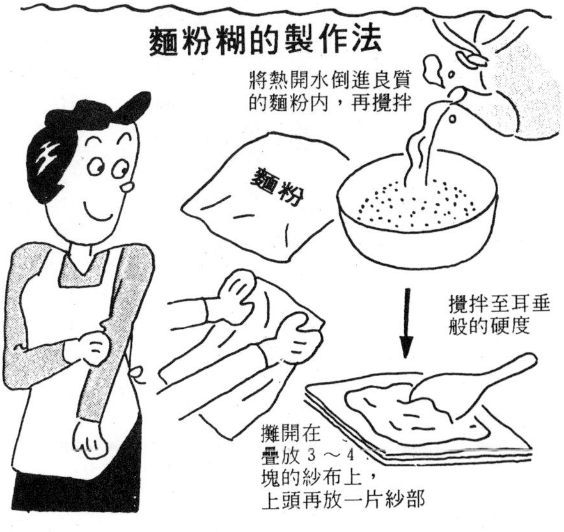
將熱開水倒進良質的麵粉內，再攪拌
麵粉
攪拌至耳垂般的硬度
攤開在疊放3～4塊的紗布上，上頭再放一片紗部

使用熱蒟蒻的溫罨法，在夜晚睡前實行較具效果。不僅是病人，對平常四處活動者，也具有極好的消除疲勞效果。

作法 將數塊蒟蒻放進裝滿水的鍋內，加火使其沸騰後，再煮十~十五分鐘。從鍋內取出蒟蒻，用浴巾團團捲住。

使用法 將用浴巾捲住的熱騰騰蒟蒻，放在仰躺而臥的患者腹部。約十~二十分鐘會冷卻，但最好在不冷不熱時即更換熱騰騰的蒟蒻。溫熱肝臟時，將蒟蒻一塊塊地並排在肚臍上方及右側腹上。一次做三十分，一日反覆三~四回這個溫罨法。

蒟蒻可重新煮過二~三回，但做爲溫罨法使用的蒟蒻，因吸取了體內的毒素，千萬不可食用。

〔枇杷葉療法〕●各種癌、炎症、疼痛

古代中國或印度，盛行枇杷葉療法，釋迦的經文中，將枇杷葉的樹木形容爲「藥玉樹」。

枇杷葉中含有使血液呈鹼性、賦予細胞活力、治癒諸病的有效成份。最近其藥效，已被

認爲可治癒癌症及其護理。

▽枇杷葉按摩

作法　儘量取得老舊的枇杷葉，準備顏色較濃的枇杷葉，分成兩片一組，總共約五、六組。接著用濕布仔細擦拭葉片的兩面，用火燻有光澤的一面，燒焦的程度下溫熱。然後，雙手各拿一片，將用火燻過的一面靠在一起，仔細搓揉。

使用法　把搓揉後的葉面，貼靠在仰躺而臥的患者肚臍下側，輕輕按壓並繞轉地按摩。在下腹部整體持續六～七分的按摩後，其間用火燻其它的葉片，以便隨時更換。

腹部按摩後，移轉到鳩尾，再移動到背部。最後按摩患部。全部過程約一個鐘頭。

▽枇杷葉溫壓

這是使用枇杷葉，和指壓及灸同時進行的療法，效果顯著。藉由灸的熱，使枇杷葉的有效成份滲透到皮膚下，給體內各組織帶來活力。

不過，枇杷葉溫壓必須使用用具。請到健康食品店選購。

作法、使用法 選擇厚而色濃的枇杷葉五、六片，用水充分洗淨後，小心擦拭完全去其水氣。接著，將有光澤的一面貼放在身體上，葉片上蓋一塊布，上頭再蓋一片紙，然後將點火的艾草棒筆直放在上頭。按壓後再施壓數秒，熱力傳達後再放手。

如此在數個部位進行灸療法，再往患部貼近。任何疾病都有其共通的穴，請掌握基本位置後，再貼靠患部。一回三十分鐘到一個鐘頭，可因病狀一日做二回。但需有耐性，因爲持續枇杷葉的溫壓，可達到顯著效果。

大展出版社有限公司	圖書目錄
地址：台北市北投區11204 致遠一路二段12巷1號 郵撥： 0166955～1	電話：(02)8236031 8236033 傳眞：(02)8272069

・法律專欄連載・電腦編號 58

台大法學院 法律學系／策劃
法律服務社／編著

①別讓您的權利睡著了[1]	200元
②別讓您的權利睡著了[2]	200元

・秘傳占卜系列・電腦編號 14

①手相術	淺野八郎著	150元
②人相術	淺野八郎著	150元
③西洋占星術	淺野八郎著	150元
④中國神奇占卜	淺野八郎著	150元
⑤夢判斷	淺野八郎著	150元
⑥前世、來世占卜	淺野八郎著	150元
⑦法國式血型學	淺野八郎著	150元
⑧靈感、符咒學	淺野八郎著	150元
⑨紙牌占卜學	淺野八郎著	150元
⑩ＥＳＰ超能力占卜	淺野八郎著	150元
⑪猶太數的秘術	淺野八郎著	150元
⑫新心理測驗	淺野八郎著	160元

・趣味心理講座・電腦編號 15

①性格測驗１	探索男與女	淺野八郎著	140元
②性格測驗２	透視人心奧秘	淺野八郎著	140元
③性格測驗３	發現陌生的自己	淺野八郎著	140元
④性格測驗４	發現你的真面目	淺野八郎著	140元
⑤性格測驗５	讓你們吃驚	淺野八郎著	140元
⑥性格測驗６	洞穿心理盲點	淺野八郎著	140元
⑦性格測驗７	探索對方心理	淺野八郎著	140元
⑧性格測驗８	由吃認識自己	淺野八郎著	140元
⑨性格測驗９	戀愛知多少	淺野八郎著	140元

⑩性格測驗10	由裝扮瞭解人心	淺野八郎著	140元
⑪性格測驗11	敲開內心玄機	淺野八郎著	140元
⑫性格測驗12	透視你的未來	淺野八郎著	140元
⑬血型與你的一生		淺野八郎著	160元
⑭趣味推理遊戲		淺野八郎著	160元
⑮行爲語言解析		淺野八郎著	160元

•婦 幼 天 地• 電腦編號 16

①八萬人減肥成果	黃靜香譯	180元
②三分鐘減肥體操	楊鴻儒譯	150元
③窈窕淑女美髮秘訣	柯素娥譯	130元
④使妳更迷人	成　玉譯	130元
⑤女性的更年期	官舒妍編譯	160元
⑥胎內育兒法	李玉瓊編譯	150元
⑦早產兒袋鼠式護理	唐岱蘭譯	200元
⑧初次懷孕與生產	婦幼天地編譯組	180元
⑨初次育兒12個月	婦幼天地編譯組	180元
⑩斷乳食與幼兒食	婦幼天地編譯組	180元
⑪培養幼兒能力與性向	婦幼天地編譯組	180元
⑫培養幼兒創造力的玩具與遊戲	婦幼天地編譯組	180元
⑬幼兒的症狀與疾病	婦幼天地編譯組	180元
⑭腿部苗條健美法	婦幼天地編譯組	150元
⑮女性腰痛別忽視	婦幼天地編譯組	150元
⑯舒展身心體操術	李玉瓊編譯	130元
⑰三分鐘臉部體操	趙薇妮著	160元
⑱生動的笑容表情術	趙薇妮著	160元
⑲心曠神怡減肥法	川津祐介著	130元
⑳內衣使妳更美麗	陳玄茹譯	130元
㉑瑜伽美姿美容	黃靜香編著	150元
㉒高雅女性裝扮學	陳珮玲譯	180元
㉓蠶糞肌膚美顏法	坂梨秀子著	160元
㉔認識妳的身體	李玉瓊譯	160元
㉕產後恢復苗條體態	居理安・芙萊喬著	200元
㉖正確護髮美容法	山崎伊久江著	180元
㉗安琪拉美姿養生學	安琪拉蘭斯博瑞著	180元
㉘女體性醫學剖析	增田豐著	220元
㉙懷孕與生產剖析	岡部綾子著	180元
㉚斷奶後的健康育兒	東城百合子著	220元
㉛引出孩子幹勁的責罵藝術	多湖輝著	170元
㉜培養孩子獨立的藝術	多湖輝著	170元

㉝子宮肌瘤與卵巢囊腫	陳秀琳編著	180元
㉞下半身減肥法	納他夏・史達賓著	180元
㉟女性自然美容法	吳雅菁編著	180元

・青春天地・電腦編號17

①A血型與星座	柯素娥編譯	120元
②B血型與星座	柯素娥編譯	120元
③O血型與星座	柯素娥編譯	120元
④AB血型與星座	柯素娥編譯	120元
⑤青春期性教室	呂貴嵐編譯	130元
⑥事半功倍讀書法	王毅希編譯	150元
⑦難解數學破題	宋釗宜編譯	130元
⑧速算解題技巧	宋釗宜編譯	130元
⑨小論文寫作秘訣	林顯茂編譯	120元
⑪中學生野外遊戲	熊谷康編著	120元
⑫恐怖極短篇	柯素娥編譯	130元
⑬恐怖夜話	小毛驢編譯	130元
⑭恐怖幽默短篇	小毛驢編譯	120元
⑮黑色幽默短篇	小毛驢編譯	120元
⑯靈異怪談	小毛驢編譯	130元
⑰錯覺遊戲	小毛驢編譯	130元
⑱整人遊戲	小毛驢編著	150元
⑲有趣的超常識	柯素娥編譯	130元
⑳哦！原來如此	林慶旺編譯	130元
㉑趣味競賽100種	劉名揚編譯	120元
㉒數學謎題入門	宋釗宜編譯	150元
㉓數學謎題解析	宋釗宜編譯	150元
㉔透視男女心理	林慶旺編譯	120元
㉕少女情懷的自白	李桂蘭編譯	120元
㉖由兄弟姊妹看命運	李玉瓊編譯	130元
㉗趣味的科學魔術	林慶旺編譯	150元
㉘趣味的心理實驗室	李燕玲編譯	150元
㉙愛與性心理測驗	小毛驢編譯	130元
㉚刑案推理解謎	小毛驢編譯	130元
㉛偵探常識推理	小毛驢編譯	130元
㉜偵探常識解謎	小毛驢編譯	130元
㉝偵探推理遊戲	小毛驢編譯	130元
㉞趣味的超魔術	廖玉山編著	150元
㉟趣味的珍奇發明	柯素娥編著	150元
㊱登山用具與技巧	陳瑞菊編著	150元

・健 康 天 地・電腦編號18

①壓力的預防與治療	柯素娥編譯	130元
②超科學氣的魔力	柯素娥編譯	130元
③尿療法治病的神奇	中尾良一著	130元
④鐵證如山的尿療法奇蹟	廖玉山譯	120元
⑤一日斷食健康法	葉慈容編譯	150元
⑥胃部強健法	陳炳崑譯	120元
⑦癌症早期檢查法	廖松濤譯	160元
⑧老人痴呆症防止法	柯素娥編譯	130元
⑨松葉汁健康飲料	陳麗芬編譯	130元
⑩揉肚臍健康法	永井秋夫著	150元
⑪過勞死、猝死的預防	卓秀貞編譯	130元
⑫高血壓治療與飲食	藤山順豐著	150元
⑬老人看護指南	柯素娥編譯	150元
⑭美容外科淺談	楊啟宏著	150元
⑮美容外科新境界	楊啟宏著	150元
⑯鹽是天然的醫生	西英司郎著	140元
⑰年輕十歲不是夢	梁瑞麟譯	200元
⑱茶料理治百病	桑野和民著	180元
⑲綠茶治病寶典	桑野和民著	150元
⑳杜仲茶養顏減肥法	西田博著	150元
㉑蜂膠驚人療效	瀨長良三郎著	150元
㉒蜂膠治百病	瀨長良三郎著	180元
㉓醫藥與生活	鄭炳全著	180元
㉔鈣長生寶典	落合敏著	180元
㉕大蒜長生寶典	木下繁太郎著	160元
㉖居家自我健康檢查	石川恭三著	160元
㉗永恒的健康人生	李秀鈴譯	200元
㉘大豆卵磷脂長生寶典	劉雪卿譯	150元
㉙芳香療法	梁艾琳譯	160元
㉚醋長生寶典	柯素娥譯	180元
㉛從星座透視健康	席拉・吉蒂斯著	180元
㉜愉悅自在保健學	野本二士夫著	160元
㉝裸睡健康法	丸山淳士等著	160元
㉞糖尿病預防與治療	藤田順豐著	180元
㉟維他命長生寶典	菅原明子著	180元
㊱維他命C新效果	鐘文訓編	150元
㊲手、腳病理按摩	堤芳郎著	160元
㊳AIDS瞭解與預防	彼得塔歇爾著	180元

㊴甲殼質殼聚糖健康法	沈永嘉譯	160元
㊵神經痛預防與治療	木下眞男著	160元
㊶室內身體鍛鍊法	陳炳崑編著	160元
㊷吃出健康藥膳	劉大器編著	180元
㊸自我指壓術	蘇燕謀編著	160元
㊹紅蘿蔔汁斷食療法	李玉瓊編著	150元
㊺洗心術健康秘法	竺翠萍編譯	170元
㊻枇杷葉健康療法	柯素娥編譯	180元
㊼抗衰血癒	楊啟宏著	180元
㊽與癌搏鬥記	逸見政孝著	180元
㊾冬蟲夏草長生寶典	高橋義博著	170元
㊿痔瘡・大腸疾病先端療法	宮島伸宜著	180元
51膠布治癒頑固慢性病	加瀨建造著	180元
52芝麻神奇健康法	小林貞作著	170元
53香煙能防止癡呆？	高田明和著	180元
54穀菜食治癌療法	佐藤成志著	180元

・實用女性學講座・電腦編號19

①解讀女性內心世界	島田一男著	150元
②塑造成熟的女性	島田一男著	150元
③女性整體裝扮學	黃靜香編著	180元
④女性應對禮儀	黃靜香編著	180元

・校 園 系 列・電腦編號20

①讀書集中術	多湖輝著	150元
②應考的訣竅	多湖輝著	150元
③輕鬆讀書贏得聯考	多湖輝著	150元
④讀書記憶秘訣	多湖輝著	150元
⑤視力恢復！超速讀術	江錦雲譯	180元
⑥讀書36計	黃柏松編著	180元
⑦驚人的速讀術	鐘文訓編著	170元

・實用心理學講座・電腦編號21

①拆穿欺騙伎倆	多湖輝著	140元
②創造好構想	多湖輝著	140元
③面對面心理術	多湖輝著	160元
④偽裝心理術	多湖輝著	140元
⑤透視人性弱點	多湖輝著	140元

⑥自我表現術	多湖輝著	150元
⑦不可思議的人性心理	多湖輝著	150元
⑧催眠術入門	多湖輝著	150元
⑨責罵部屬的藝術	多湖輝著	150元
⑩精神力	多湖輝著	150元
⑪厚黑說服術	多湖輝著	150元
⑫集中力	多湖輝著	150元
⑬構想力	多湖輝著	150元
⑭深層心理術	多湖輝著	160元
⑮深層語言術	多湖輝著	160元
⑯深層說服術	多湖輝著	180元
⑰掌握潛在心理	多湖輝著	160元
⑱洞悉心理陷阱	多湖輝著	180元
⑲解讀金錢心理	多湖輝著	180元
⑳拆穿語言圈套	多湖輝著	180元
㉑語言的心理戰	多湖輝著	180元

•超現實心理講座• 電腦編號 22

①超意識覺醒法	詹蔚芬編譯	130元
②護摩秘法與人生	劉名揚編譯	130元
③秘法！超級仙術入門	陸　明譯	150元
④給地球人的訊息	柯素娥編著	150元
⑤密教的神通力	劉名揚編著	130元
⑥神秘奇妙的世界	平川陽一著	180元
⑦地球文明的超革命	吳秋嬌譯	200元
⑧力量石的秘密	吳秋嬌譯	180元
⑨超能力的靈異世界	馬小莉譯	200元
⑩逃離地球毀滅的命運	吳秋嬌譯	200元
⑪宇宙與地球終結之謎	南山宏著	200元
⑫驚世奇功揭秘	傅起鳳著	200元
⑬啟發身心潛力心象訓練法	栗田昌裕著	180元
⑭仙道術遁甲法	高藤聰一郎著	220元
⑮神通力的秘密	中岡俊哉著	180元

•養 生 保 健• 電腦編號 23

①醫療養生氣功	黃孝寬著	250元
②中國氣功圖譜	余功保著	230元
③少林醫療氣功精粹	井玉蘭著	250元
④龍形實用氣功	吳大才等著	220元

⑤魚戲增視強身氣功　宮　嬰著　220元
⑥嚴新氣功　前新培金著　250元
⑦道家玄牝氣功　張　章著　200元
⑧仙家秘傳袪病功　李遠國著　160元
⑨少林十大健身功　秦慶豐著　180元
⑩中國自控氣功　張明武著　250元
⑪醫療防癌氣功　黃孝寬著　250元
⑫醫療強身氣功　黃孝寬著　250元
⑬醫療點穴氣功　黃孝寬著　250元
⑭中國八卦如意功　趙維漢著　180元
⑮正宗馬禮堂養氣功　馬禮堂著　420元
⑯秘傳道家筋經內丹功　王慶餘著　280元
⑰三元開慧功　辛桂林著　250元
⑱防癌治癌新氣功　郭　林著　180元
⑲禪定與佛家氣功修煉　劉天君著　200元
⑳顚倒之術　梅自強著　元
㉑簡明氣功辭典　吳家駿編　元

・社會人智囊・電腦編號 24

①糾紛談判術　清水增三著　160元
②創造關鍵術　淺野八郎著　150元
③觀人術　淺野八郎著　180元
④應急詭辯術　廖英迪編著　160元
⑤天才家學習術　木原武一著　160元
⑥猫型狗式鑑人術　淺野八郎著　180元
⑦逆轉運掌握術　淺野八郎著　180元
⑧人際圓融術　澀谷昌三著　160元
⑨解讀人心術　淺野八郎著　180元
⑩與上司水乳交融術　秋元隆司著　180元
⑪男女心態定律　小田晉著　180元
⑫幽默說話術　林振輝編著　200元
⑬人能信賴幾分　淺野八郎著　180元
⑭我一定能成功　李玉瓊譯　元
⑮獻給青年的嘉言　陳蒼杰譯　元
⑯知人、知面、知其心　林振輝編著　元

・精　選　系　列・電腦編號 25

①毛澤東與鄧小平　渡邊利夫等著　280元
②中國大崩裂　江戶介雄著　180元

③台灣・亞洲奇蹟　上村幸治著　220元
④7-ELEVEN高盈收策略　國友隆一著　180元
⑤台灣獨立　森　詠著　200元
⑥迷失中國的末路　江戶雄介著　220元
⑦2000年5月全世界毀滅　紫藤甲子男著　180元

・運　動　遊　戲・電腦編號 26

①雙人運動　李玉瓊譯　160元
②愉快的跳繩運動　廖玉山譯　180元
③運動會項目精選　王佑京譯　150元
④肋木運動　廖玉山譯　150元
⑤測力運動　王佑宗譯　150元

・銀髮族智慧學・電腦編號 28

①銀髮六十樂逍遙　多湖輝著　170元
②人生六十反年輕　多湖輝著　170元
③六十歲的決斷　多湖輝著　170元

・心　靈　雅　集・電腦編號 00

①禪言佛語看人生　松濤弘道著　180元
②禪密教的奧秘　葉逯謙譯　120元
③觀音大法力　田口日勝著　120元
④觀音法力的大功德　田口日勝著　120元
⑤達摩禪106智慧　劉華亭編譯　150元
⑥有趣的佛教研究　葉逯謙編譯　120元
⑦夢的開運法　蕭京凌譯　130元
⑧禪學智慧　柯素娥編譯　130元
⑨女性佛教入門　許俐萍譯　110元
⑩佛像小百科　心靈雅集編譯組　130元
⑪佛教小百科趣談　心靈雅集編譯組　120元
⑫佛教小百科漫談　心靈雅集編譯組　150元
⑬佛教知識小百科　心靈雅集編譯組　150元
⑭佛學名言智慧　松濤弘道著　220元
⑮釋迦名言智慧　松濤弘道著　220元
⑯活人禪　平田精耕著　120元
⑰坐禪入門　柯素娥編譯　150元
⑱現代禪悟　柯素娥編譯　130元
⑲道元禪師語錄　心靈雅集編譯組　130元

⑳佛學經典指南	心靈雅集編譯組	130元
㉑何謂「生」　阿含經	心靈雅集編譯組	150元
㉒一切皆空　般若心經	心靈雅集編譯組	150元
㉓超越迷惘　法句經	心靈雅集編譯組	130元
㉔開拓宇宙觀　華嚴經	心靈雅集編譯組	130元
㉕真實之道　法華經	心靈雅集編譯組	130元
㉖自由自在　涅槃經	心靈雅集編譯組	130元
㉗沈默的教示　維摩經	心靈雅集編譯組	150元
㉘開通心眼　佛語佛戒	心靈雅集編譯組	130元
㉙揭秘寶庫　密教經典	心靈雅集編譯組	130元
㉚坐禪與養生	廖松濤譯	110元
㉛釋尊十戒	柯素娥編譯	120元
㉜佛法與神通	劉欣如編著	120元
㉝悟（正法眼藏的世界）	柯素娥編譯	120元
㉞只管打坐	劉欣如編著	120元
㉟喬答摩・佛陀傳	劉欣如編著	120元
㊱唐玄奘留學記	劉欣如編著	120元
㊲佛教的人生觀	劉欣如編譯	110元
㊳無門關（上卷）	心靈雅集編譯組	150元
㊴無門關（下卷）	心靈雅集編譯組	150元
㊵業的思想	劉欣如編著	130元
㊶佛法難學嗎	劉欣如著	140元
㊷佛法實用嗎	劉欣如著	140元
㊸佛法殊勝嗎	劉欣如著	140元
㊹因果報應法則	李常傳編	140元
㊺佛教醫學的奧秘	劉欣如編著	150元
㊻紅塵絕唱	海　若著	130元
㊼佛教生活風情	洪丕謨、姜玉珍著	220元
㊽行住坐臥有佛法	劉欣如著	160元
㊾起心動念是佛法	劉欣如著	160元
㊿四字禪語	曹洞宗青年會	200元
51妙法蓮華經	劉欣如編著	160元
52根本佛教與大乘佛教	葉作森編	180元

・經 營 管 理・電腦編號 01

◎創新經營管理六十六大計（精）	蔡弘文編	780元
①如何獲取生意情報	蘇燕謀譯	110元
②經濟常識問答	蘇燕謀譯	130元
④台灣商戰風雲錄	陳中雄著	120元
⑤推銷大王秘錄	原一平著	180元

⑥新創意・賺大錢	王家成譯	90元
⑦工廠管理新手法	琪　輝著	120元
⑨經營參謀	柯順隆譯	120元
⑩美國實業24小時	柯順隆譯	80元
⑪撼動人心的推銷法	原一平著	150元
⑫高竿經營法	蔡弘文編	120元
⑬如何掌握顧客	柯順隆譯	150元
⑭一等一賺錢策略	蔡弘文編	120元
⑯成功經營妙方	鐘文訓著	120元
⑰一流的管理	蔡弘文編	150元
⑱外國人看中韓經濟	劉華亭譯	150元
⑳突破商場人際學	林振輝編著	90元
㉑無中生有術	琪輝編著	140元
㉒如何使女人打開錢包	林振輝編著	100元
㉓操縱上司術	邑井操著	90元
㉔小公司經營策略	王嘉誠著	160元
㉕成功的會議技巧	鐘文訓編譯	100元
㉖新時代老闆學	黃柏松編著	100元
㉗如何創造商場智囊團	林振輝編譯	150元
㉘十分鐘推銷術	林振輝編譯	180元
㉙五分鐘育才	黃柏松編譯	100元
㉚成功商場戰術	陸明編譯	100元
㉛商場談話技巧	劉華亭編譯	120元
㉜企業帝王學	鐘文訓譯	90元
㉝自我經濟學	廖松濤編譯	100元
㉞一流的經營	陶田生編著	120元
㉟女性職員管理術	王昭國編譯	120元
㊱ＩＢＭ的人事管理	鐘文訓編譯	150元
㊲現代電腦常識	王昭國編譯	150元
㊳電腦管理的危機	鐘文訓編譯	120元
㊴如何發揮廣告效果	王昭國編譯	150元
㊵最新管理技巧	王昭國編譯	150元
㊶一流推銷術	廖松濤編譯	150元
㊷包裝與促銷技巧	王昭國編譯	130元
㊸企業王國指揮塔	松下幸之助著	120元
㊹企業精銳兵團	松下幸之助著	120元
㊺企業人事管理	松下幸之助著	100元
㊻華僑經商致富術	廖松濤編譯	130元
㊼豐田式銷售技巧	廖松濤編譯	180元
㊽如何掌握銷售技巧	王昭國編著	130元
㊿洞燭機先的經營	鐘文訓編譯	150元

㊷新世紀的服務業	鐘文訓編譯	100元
㊸成功的領導者	廖松濤編譯	120元
㊹女推銷員成功術	李玉瓊編譯	130元
㊺ＩＢＭ人才培育術	鐘文訓編譯	100元
㊻企業人自我突破法	黃琪輝編著	150元
㊽財富開發術	蔡弘文編著	130元
㊾成功的店舖設計	鐘文訓編著	150元
61企管回春法	蔡弘文編著	130元
62小企業經營指南	鐘文訓編譯	100元
63商場致勝名言	鐘文訓編譯	150元
64迎接商業新時代	廖松濤編譯	100元
66新手股票投資入門	何朝乾　編	180元
67上揚股與下跌股	何朝乾編譯	180元
68股票速成學	何朝乾編譯	200元
69理財與股票投資策略	黃俊豪編著	180元
70黃金投資策略	黃俊豪編著	180元
71厚黑管理學	廖松濤編譯	180元
72股市致勝格言	呂梅莎編譯	180元
73透視西武集團	林谷燁編譯	150元
76巡迴行銷術	陳蒼杰譯	150元
77推銷的魔術	王嘉誠譯	120元
7860秒指導部屬	周蓮芬編譯	150元
79精銳女推銷員特訓	李玉瓊編譯	130元
80企劃、提案、報告圖表的技巧	鄭　汶　譯	180元
81海外不動產投資	許達守編譯	150元
82八百件的世界策略	李玉瓊譯	150元
83服務業品質管理	吳宜芬譯	180元
84零庫存銷售	黃東謙編譯	150元
85三分鐘推銷管理	劉名揚編譯	150元
86推銷大王奮鬥史	原一平著	150元
87豐田汽車的生產管理	林谷燁編譯	150元

•成功寶庫•電腦編號 02

①上班族交際術	江森滋著	100元
②拍馬屁訣竅	廖玉山編譯	110元
④聽話的藝術	歐陽輝編譯	110元
⑨求職轉業成功術	陳　義編著	110元
⑩上班族禮儀	廖玉山編著	120元
⑪接近心理學	李玉瓊編著	100元
⑫創造自信的新人生	廖松濤編著	120元

⑭上班族如何出人頭地	廖松濤編著	100元
⑮神奇瞬間瞑想法	廖松濤編譯	100元
⑯人生成功之鑰	楊意苓編著	150元
⑲給企業人的諍言	鐘文訓編著	120元
⑳企業家自律訓練法	陳　義編譯	100元
㉑上班族妖怪學	廖松濤編著	100元
㉒猶太人縱橫世界的奇蹟	孟佑政編著	110元
㉓訪問推銷術	黃静香編著	130元
㉕你是上班族中強者	嚴思圖編著	100元
㉖向失敗挑戰	黃静香編著	100元
㉙機智應對術	李玉瓊編著	130元
㉚成功頓悟100則	蕭京凌編譯	130元
㉛掌握好運100則	蕭京凌編譯	110元
㉜知性幽默	李玉瓊編譯	130元
㉝熟記對方絕招	黃静香編譯	100元
㉞男性成功秘訣	陳蒼杰編譯	130元
㊱業務員成功秘方	李玉瓊編著	120元
㊲察言觀色的技巧	劉華亭編著	130元
㊳一流領導力	施義彥編譯	120元
㊴一流說服力	李玉瓊編著	130元
㊵30秒鐘推銷術	廖松濤編譯	150元
㊶猶太成功商法	周蓮芬編譯	120元
㊷尖端時代行銷策略	陳蒼杰編著	100元
㊸顧客管理學	廖松濤編著	100元
㊹如何使對方說Yes	程　羲編著	150元
㊺如何提高工作效率	劉華亭編著	150元
㊼上班族口才學	楊鴻儒譯	120元
㊽上班族新鮮人須知	程　羲編著	120元
㊾如何左右逢源	程　羲編著	130元
㊿語言的心理戰	多湖輝著	130元
51扣人心弦演說術	劉名揚編著	120元
53如何增進記憶力、集中力	廖松濤譯	130元
55性惡企業管理學	陳蒼杰譯	130元
56自我啟發200招	楊鴻儒編著	150元
57做個傑出女職員	劉名揚編著	130元
58靈活的集團營運術	楊鴻儒編著	120元
60個案研究活用法	楊鴻儒編著	130元
61企業教育訓練遊戲	楊鴻儒編著	120元
62管理者的智慧	程　義編譯	130元
63做個佼佼管理者	馬筱莉編譯	130元
64智慧型說話技巧	沈永嘉編譯	130元

⑯活用佛學於經營	松濤弘道著	150元
⑰活用禪學於企業	柯素娥編譯	130元
⑱詭辯的智慧	沈永嘉編譯	150元
⑲幽默詭辯術	廖玉山編譯	150元
⑳拿破崙智慧箴言	柯素娥編譯	130元
㉑自我培育・超越	蕭京凌編譯	150元
㉔時間即一切	沈永嘉編譯	130元
㉕自我脫胎換骨	柯素娥譯	150元
㉖贏在起跑點—人才培育鐵則	楊鴻儒編譯	150元
㉗做一枚活棋	李玉瓊編譯	130元
㉘面試成功戰略	柯素娥編譯	130元
㉙自我介紹與社交禮儀	柯素娥編譯	150元
㊵說NO的技巧	廖玉山編譯	130元
㊶瞬間攻破心防法	廖玉山編譯	120元
㊷改變一生的名言	李玉瓊編譯	130元
㊸性格性向創前程	楊鴻儒編譯	130元
㊹訪問行銷新竅門	廖玉山編譯	150元
㊺無所不達的推銷話術	李玉瓊編譯	150元

・處世智慧・電腦編號 03

①如何改變你自己	陸明編譯	120元
④幽默說話術	林振輝編譯	120元
⑤讀書36計	黃柏松編譯	120元
⑥靈感成功術	譚繼山編譯	80元
⑧扭轉一生的五分鐘	黃柏松編譯	100元
⑨知人、知面、知其心	林振輝譯	110元
⑩現代人的詭計	林振輝譯	100元
⑫如何利用你的時間	蘇遠謀譯	80元
⑬口才必勝術	黃柏松編譯	120元
⑭女性的智慧	譚繼山編譯	90元
⑮如何突破孤獨	張文志編譯	80元
⑯人生的體驗	陸明編譯	80元
⑰微笑社交術	張芳明譯	90元
⑱幽默吹牛術	金子登著	90元
⑲攻心說服術	多湖輝著	100元
⑳當機立斷	陸明編譯	70元
㉑勝利者的戰略	宋恩臨編譯	80元
㉒如何交朋友	安紀芳編著	70元
㉓鬥智奇謀（諸葛孔明兵法）	陳炳崑著	70元
㉔慧心良言	亦　奇著	80元

國家圖書館出版品預行編目資料

穀菜食治癌療法／佐藤成志著；李玉瓊譯
－－初版－－臺北市；大展．民85
面；　　公分，－（健康天地；54）
譯自：穀菜食がガンを治す
ISBN　957-557-639-X　（平裝）

1. 癌　2. 食物治療

415.271　　85010475

ISBN 957-557-639-X

穀菜食治癌療法

原著者／佐藤成志
編譯者／李　玉　瓊
發行人／蔡　森　明
出版者／大展出版社有限公司
社　址／台北市北投區（石牌）
致遠一路二段12巷1號
電　話／(02) 8236031・8236033
傳　眞／(02) 8272069
郵政劃撥／0166955－1
登記證／局版臺業字第2171號

承印者／國順圖書印刷公司
裝　訂／嶸興裝訂有限公司
排版者／千賓電腦打字有限公司
電　話／（02）8812643
初　版／1996年（民85年）6月
定　價／180元

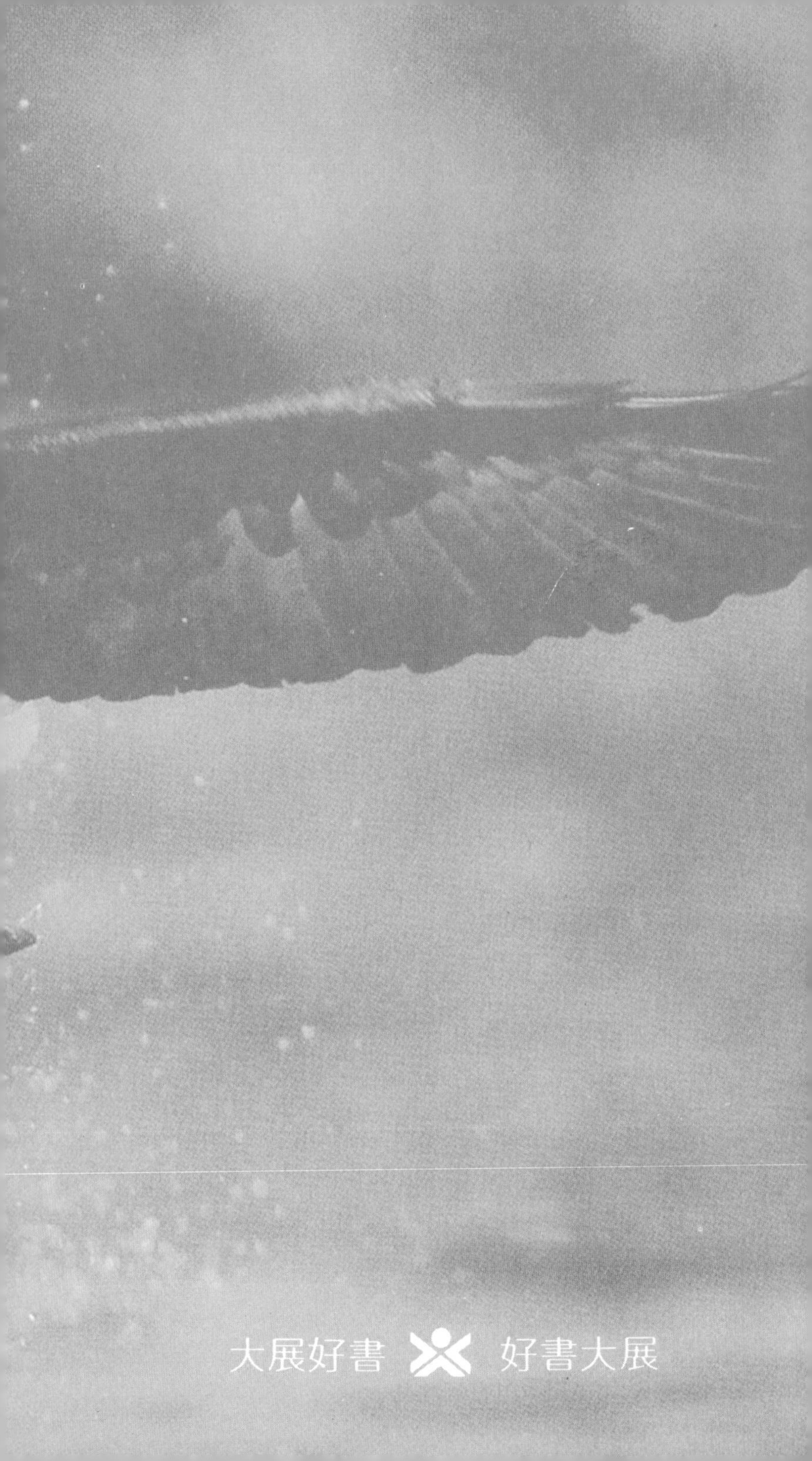
大展好書　好書大展

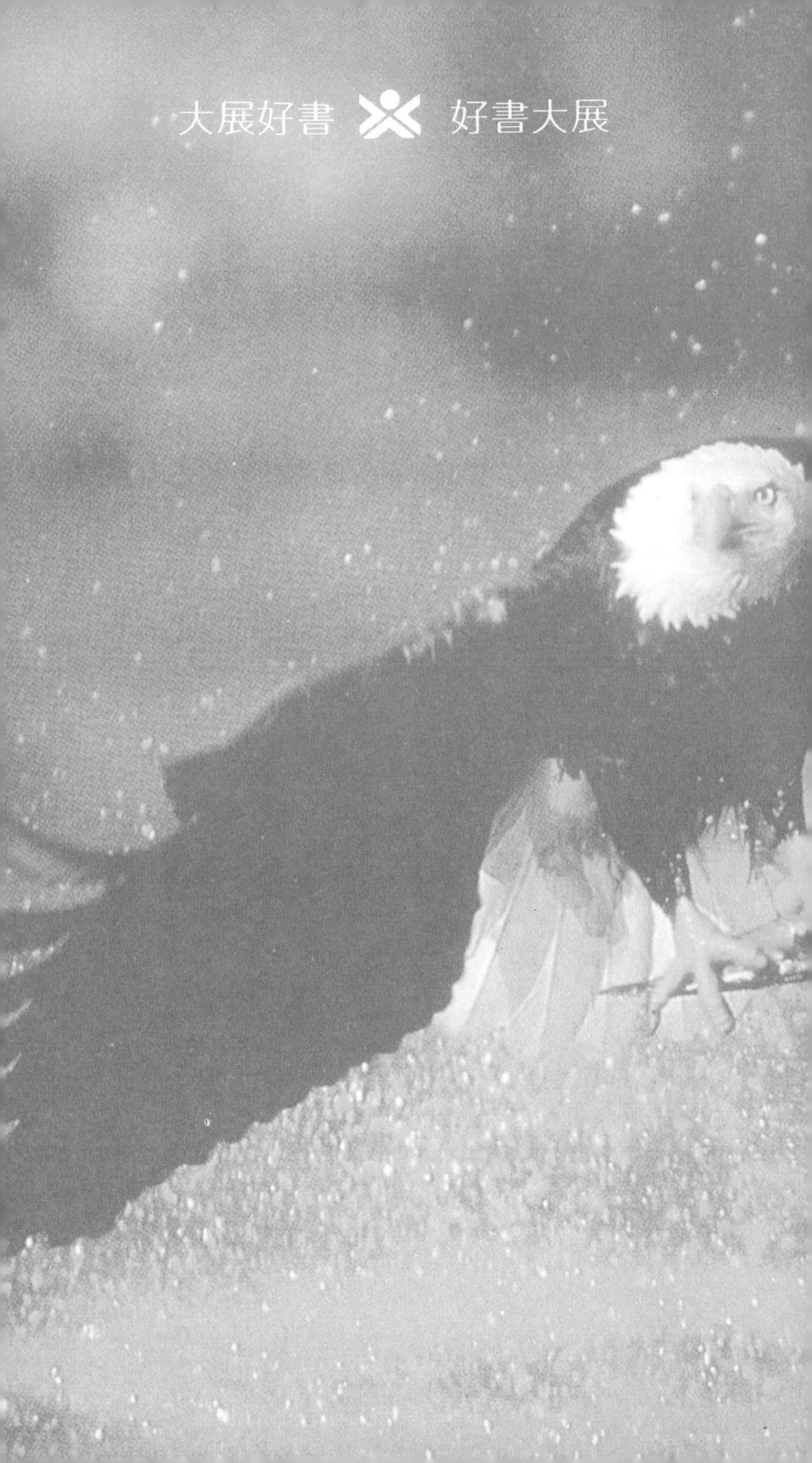
大展好書 好書大展